U0291959

知行合一

——老年健康科普手册

周脉耕　李若瑜　主编

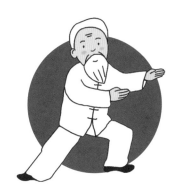

人民卫生出版社
·北　京·

图书在版编目（CIP）数据

知行合一：老年健康科普手册 / 周脉耕，李若瑜主编. — 北京：人民卫生出版社，2023.4（2024.11重印）
ISBN 978-7-117-34704-4

Ⅰ.①知… Ⅱ.①周… ②李… Ⅲ.①老年人－保健－手册 Ⅳ.①R161.7-62

中国国家版本馆 CIP 数据核字（2023）第 057639 号

| 人卫智网 | www.ipmph.com | 医学教育、学术、考试、健康，购书智慧智能综合服务平台 |
| 人卫官网 | www.pmph.com | 人卫官方资讯发布平台 |

知行合一——老年健康科普手册
Zhixing Heyi——Laonian Jiankang Kepu Shouce

主 编：周脉耕 李若瑜
出版发行：人民卫生出版社（中继线 010-59780011）
地 址：北京市朝阳区潘家园南里 19 号
邮 编：100021
E - mail：pmph @ pmph.com
购书热线：010-59787592 010-59787584 010-65264830
印 刷：北京顶佳世纪印刷有限公司
经 销：新华书店
开 本：710×1000 1/16 印张：8
字 数：139 千字
版 次：2023 年 4 月第 1 版
印 次：2024 年 11 月第 3 次印刷
标准书号：ISBN 978-7-117-34704-4
定 价：36.00 元
打击盗版举报电话：010-59787491 E-mail：WQ @ pmph.com
质量问题联系电话：010-59787234 E-mail：zhiliang @ pmph.com
数字融合服务电话：4001118166 E-mail：zengzhi @ pmph.com

编写委员会

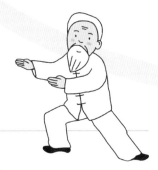

名誉主编

    吴　静　刘新民　朱学骏

主　　编

    周脉耕　李若瑜

副 主 编

    白雅敏　孙　丹

编　　委（按姓氏汉语拼音排序）

    白倩倩　白雅敏　曹　煜　付志方　吉　宁
    贾　军　贾艾楠　姜　垣　焦红梅　李　虹
    李若瑜　刘　敏　刘华清　刘玲玲　倪莲芳
    孙　丹　孙永安　王爱平　王宏伟　王静雷
    王卓群　徐　健　徐建伟　苑弘弢　曾　增
    张国民　张献博　张晓琳　张志刚　赵艳芳
    周脉耕

卡通绘图

    赵月平

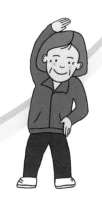

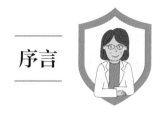

序言

中国是世界上老年人口最多的国家。截至 2020 年 11 月 1 日，我国 60 岁及以上老年人口约 2.64 亿人，占总人口的 18.7%；65 岁及以上人口约 1.9 亿人，占总人口的 13.5%。其中，约 1.9 亿老年人至少患有 1 种慢性病，还有 4 000 万失能老年人。

随着健康中国行动的全面推进，广大国民尤其是老年人对自身的健康越来越重视，对健康知识的需求也越来越大。同时，随着新媒体强势来临，各种针对老年健康的信息平台如雨后春笋般出现，各种信息鱼龙混杂、良莠不齐，为老年人甄别和选择有价值的信息带来了困难，甚至误导了老年人。

针对我国老年人慢性病高发的态势和健康信息传播中的问题，中国健康促进基金会、中国疾病预防控制中心、中国老年大学协会、国家皮肤与免疫疾病临床医学研究中心共同组织开展"助力健康中国行动——老年健康促进公益项目"。该项目旨在提高老年人健康核心信息知晓率，推广和树立健康的老年生活方式，促进老年健康。

为配合项目更好地普及老年健康知识，来自中国疾病预防控制中心、北京大学第一医院、国家皮肤与免疫疾病临床医学研究中心等机构的多位公共卫生和临床医学专家共同编写了《知行合一——老年健康科普手册》。本书主要讲述老年健康新认知、老年健康生活方式、老年人常见病防治、老年性皮肤疾病防治等内容。各位专家历经多次讨论，反复修订，从文字到配图力求在科学性、权威性、严谨性、趣味性上精益求精，可谓精雕细琢。

每个人的健康要靠自己去争取。希望各位老年朋友，能够多花时间学习保健知识、医学常识，增强养生与保健意识，形成健康的生活方式，并能够坚持不懈，真正做到"知行合一"，做自己健康的第一责任人！

我们衷心祝愿所有老年朋友精神饱满、精力充沛，拥有健康的体魄，享受现代社会的繁荣、文明、进步，幸福快乐地生活，实现人人健康、快乐、长寿的美好愿望！

在此，向为本书编写付出辛勤劳动的各位专家表示衷心感谢，希望本书能够得到广大老年朋友的喜爱，为我国老年健康促进事业的推进发挥积极作用。同时也感谢社会各界爱心企业和人士对我国老年健康促进事业的关注与支持！

中国健康促进基金会常务副理事长兼秘书长

2023 年 2 月

目录

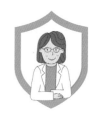

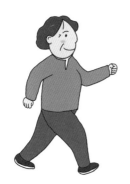

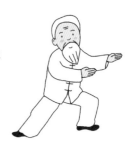

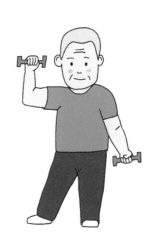

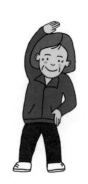

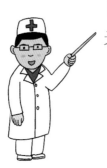

‖ 第四部分 ‖
老年性皮肤疾病的防治

第一部分

老年健康新认知

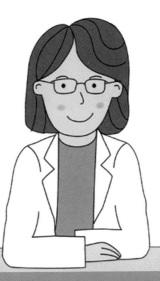

一 老年人健康标准、健康老龄化与长寿

1. 什么是健康？

　　健康是保障老年人独立自主和参与社会活动的重要基础。传统观念通常会认为身体不生病就是健康，随着社会的进步与发展，健康的内涵也在不断演变与完善。世界卫生组织曾提出健康的定义为"个体不仅没有疾病和虚弱，而且在身体、心理和社会适应上都呈现完满状态"。近年，世界卫生组织又提出了健康公式的概念，并指出人类的健康长寿60%取决于自己选择的生活方式。可见对于老年人来说，生命的存亡主要掌握在自己手中，健康之路就在自己的脚下。老年人健康不仅仅是躯体的健康，良好的心理状态也是健康不可缺少的方面，此外还有家庭内的代际关系和社会中的人际关系的和谐与协调发展。

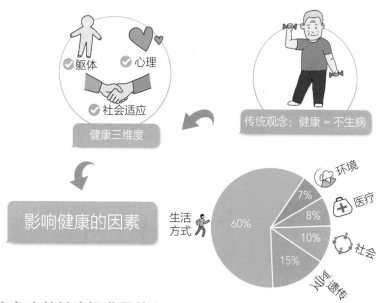

2. 老年人的健康标准是什么？

　　我国老年人的健康状况不容乐观。有资料显示，2018年我国人均健康预期寿命仅为68.7岁，3/4的老年人至少患有1种慢性病（如高血压、糖尿病、脑卒中等），失能和部分失能老年人人数超过4 000万。

　　由于国情和文化背景不同，世界各国老年人的健康标准并不统一，但从老年人身体状况、躯体功能、精神心理、社会参与和自我评价等多个维度进行定义和评价是共识。我国学者也正在修订和完善相关标准。目前我国公认的老年人健康标准是2013年中华医学会老年医学分会发布的，具体内容包括：

● 重要脏器的增龄性改变未导致功能异常；无重大疾病；相关高危因素控制在与其年龄相适应的达标范围内；具有一定的抗病能力。

● 认知功能基本正常；能适应环境；处事乐观积极；自我满意或自我评价好。

● 能恰当处理家庭和社会人际关系；积极参与家庭和社会活动。

● 日常生活活动正常，生活自理或基本自理。

● 营养状况良好，体重适中，保持良好生活方式（不吸烟，慎饮酒，合理膳食搭配，坚持科学锻炼）。

3. 什么是健康老龄化?

1987 年世界卫生组织首次提出了"健康老龄化"的概念。广义的健康老龄化包括：①老年人的个体健康，包括身心健康和社会适应能力良好；②老年人的家庭健康，包括代际和谐、婚姻幸福、家庭美满；③老年人群体的整体健康，包括生活方式良好、生活质量整体相协调；④人文环境健康，包括社会氛围良好、社会经济富有活力、各方面持续有序发展。其中，老年人的个体健康和家庭健康是基础，老年群体的整体健康是重点，老龄化社会环境健康是目标。

健康老龄化遵循 5 个"老有"，即老有所养，老有所医，老有所为，老有所学，老有所乐。首先，树立正确的健康老龄化观念。健康老龄化不仅是老年人个体的事情，更是家庭、多部门、全社区共同参与的事情。其次，人类健康的影响因素中 60% 取决于良好的生活行为方式。从这个角度看，健康老龄化的钥匙掌握在老年人自己手中。让老年人掌握正确科学的科普知识，建立良好的生活方式，提高自我管理能力，促进身心健康，防治疾病，减少残疾的发生，减少卧床时间并提高生活质量，才能延缓衰老，延年益寿，安度幸福的晚年。

4. 影响健康长寿的因素有哪些?

健康长寿是人人追求的目标，我国已进入"长寿时代"，但尚未进入"健康长寿时代"。最新数据显示，目前我国 60 岁及以上老年人口已达 2.5 亿人，其中患有慢性病的老年人接近 1.8 亿人，可见长寿而不健康的问题依然突出。

研究显示，影响健康长寿的五大因素依次为生活方式（60%）、遗传因素（15%）、社会因素（10%）、医疗条件（8%）和气候环境（7%）。可见，生活方式是实现健康长寿的关键因素，其核心内容是掌握良好生活方式的四大基石，包括：

（1）合理饮食：《中国居民膳食指南（2022）》指出，应为老年人提供更加丰富多样的食物，特别是易消化又富含优质蛋白质的动物性食物和大豆类制品；尽可能与家人或朋友一起进餐，保持良好食欲，享受食物美味；多在户外活动，促进体内维生素 D 合成，延缓骨质疏松和肌肉衰减进程；定期进行健康体检，测评营养状况，预防营养缺乏。

（2）适量运动：《中国人群身体活动指南（2021）》指出，65 岁及以上的老年人，如果身体状况良好、有锻炼习惯、无慢性病，可以参照 18 ~ 64 岁成年人的身体活动推荐，每周进行 150 ~ 300 分钟中等强度或 75 ~ 150 分钟高强度有氧活动，每周至少进行 2 天肌肉力量练习，保持日常身体活跃状态。在肌肉练习的基础上，坚持平衡能力、灵活性和柔韧性练习的最大益处是可以降低老年人的跌倒风险。

（3）戒烟、限酒：有人说，一些老年人抽烟喝酒一辈子，养成习惯了，不好改也没必要。事实并非如此。

科学研究证明，任何时候戒烟都不晚，戒烟的好处立时可见，并且远期效果更加明显。任何人在任何年龄戒烟均可获益，老年人更应该早点戒烟，因为戒烟越早、持续时间越长，健康获益就越大。

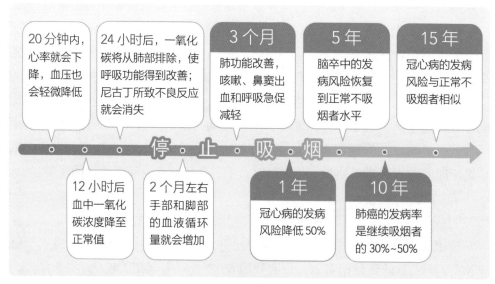

戒烟的好处

酒精（乙醇）的代谢产物乙醛已经被确定为一类致癌物。口腔癌、喉癌、食管癌、肝癌、胃癌、结直肠癌等多种癌症都与饮酒有关。长期过量饮酒会大大增加出血性脑卒中、原发性高血压、糖尿病以及急性胰腺炎等疾病的发病风险。过量饮酒会损伤肝脏，加速血液循环，损伤胃黏膜，造成糜烂性胃炎和消化性溃疡。阿尔茨海默病是一种常见的与年龄密切相关的神经系统变性疾病。有研究发现，饮酒会增加阿尔茨海默病的发病风险。所以，建议老年人最好不饮酒，如饮酒需适量。成年人一天最大酒精摄入量建议不超过 15g，相当于啤酒 450mL，葡萄酒 150mL，白酒（38 度）50mL 或高度白酒（52 度）30mL。任何形式的酒精对人体都无益处。患肝病、肿瘤、心脑血管疾病等的老年人不宜饮酒，疾病治疗期间不应饮酒。

（4）心理平衡和精神健康：我国老年人的抑郁症患病率高达 22.6%，老年人比一般人群更容易产生抑郁和焦虑等心理问题。老年人的精神生活单调，文化娱乐生活缺失。有研究表明，老年人的精神生活以聊天和看电视为主，比例高达 88.9%。单调的精神生活不利于老年人生活质量的提高，从而影响他们的生活满意度。早期心理干预可以减少严重心理问题的发生，充分利用社会支持网络，包括从老年人自身层面、子女层面、邻里层面及社区层面等，加强对老年人的内心关怀和情感慰藉，改善老年人的生活质量，降低家庭和社会的疾病负担，并最终帮助老年人实现其有生之年所希望拥有的福、禄、寿。

二　老年健康核心信息

2019 年，国家卫生健康委员会发布"老年健康核心信息 20 条"，力求科学全面地指导老年人健康生活，包括：

1. 积极认识老龄化和衰老。老年人要不断强化自我保健意识，学习自我监护知识，掌握自我管理技能，早期发现和规范治疗疾病，对于中晚期疾病以维持功能为主。

2. 合理膳食，均衡营养。老年人饮食要定时、定量；每天进食的食物品种应包含粮谷类、杂豆类及薯类（粗细搭配），动物性食物，蔬菜、水果，奶类和奶制品，以及坚果类等；控制烹调油和食盐摄入量。建议老年人按"三餐两点"进食：一日三餐能量分配为早餐约 30%，午餐约 40%，晚餐约 30%，上下午各加 1 次零食或水果。

3. 适度运动,循序渐进。老年人最好根据自身情况和爱好选择轻中度运动项目,如快走、慢跑、游泳、舞蹈、太极拳等。上午 10—11 时和下午 3—5 时为最佳运动时间,每次运动时间以 30 ~ 60 分钟为宜。

4. 及早戒烟,限量饮酒。戒烟越早越好。如饮酒,应当限量,避免饮用 45 度以上烈性酒,切忌酗酒。

5. 保持良好睡眠。每天最好午休 1 小时左右。长期入睡困难或有严重打鼾和呼吸暂停者应及时就医。使用安眠药应遵医嘱。

6. 定期自我监测血压。测前应当休息 5 分钟,避免情绪激动、劳累、吸烟、憋尿。每次测量两遍,间隔 1 分钟,取两次的平均值。高血压患者每天至少自测血压 3 次(早、中、晚各 1 次)。警惕血压晨峰现象,防止发生心肌梗死和脑卒中;同时,应当避免血压过低,特别是由于用药不当所致的低血压。

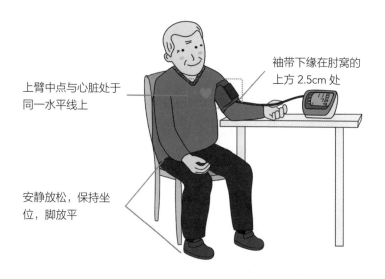

上臂中点与心脏处于同一水平线上

袖带下缘在肘窝的上方 2.5cm 处

安静放松,保持坐位,脚放平

7. 定期监测血糖。老年人应该每 1 ~ 2 个月测血糖 1 次,不仅要监测空腹血糖,还要监测餐后 2 小时血糖。糖尿病患者血糖稳定时,每周至少监测 1 ~ 2 次血糖。老年糖尿病患者血糖控制目标应当适当放宽,空腹血糖 < 7.8mmol/L,餐后 2 小时血糖 < 11.1mmol/L,或糖化血红蛋白水平控制在 7.0% ~ 7.5% 即可。

8. 预防心脑血管疾病。老年人应当保持健康生活方式,控制心脑血管疾病危险因素,包括:控制油脂、盐分摄入量,避免过量;适度运动;保持良好睡眠;定期体检;及早发现冠心病和脑卒中的早期症状,及时治疗。

9. 关注脑卒中早期症状,及早送医。一旦发觉老年人突然出现一侧面部或肢体无力或麻木,偏盲,语言不利,眩晕伴恶心、呕吐,复视等症状,须拨打急救电话，紧急送到有条件的医院救治。

10. 重视视听功能下降。避免随便挖耳；少喝浓茶、咖啡；严格掌握应用耳毒性药物（如庆大霉素、链霉素等）的适应证；力求相对安静的生活环境；听力下降严重，要及时到医疗机构检查，必要时佩戴助听器；定期检查视力，发现视力下降及时就诊。

11. 重视口腔保健。坚持饭后漱口、早晚刷牙，合理使用牙线或牙签；每隔半年进行 1 次口腔检查，及时修补龋齿孔洞；及时镶补缺失牙齿，尽早恢复咀嚼功能。

12. 预防跌倒。据统计，老年人 90% 以上的骨折由跌倒引起。老年人平时应当保持适度运动；佩戴适当的眼镜以改善视力；避免单独外出和拥挤环境；室内规则摆放物品，增加照明，保持地面干燥、平整。

13. 预防骨关节疾病和预防骨质疏松症。注意膝关节保暖，避免过量体育锻炼，尽量少下楼梯，控制体重以减轻下肢关节压力；增加日晒时间；提倡富含钙、低盐和适量蛋白质的均衡饮食，通过步行或跑步等适度运动提高骨强度。

14. 预防压力性尿失禁。注意改变使腹压增高的行为方式和生活习惯，如长时间站立、处于蹲位、负重，长期慢性咳嗽、便秘等。

15. 保持良好心态，学会自我疏导。一旦发觉老年人出现失眠、头痛、眼花、耳鸣等症状，并且心情压抑、郁闷、坐卧不安，提不起精神，为一点儿小事提心吊胆、紧张恐惧，对日常活动缺乏兴趣，常自卑、自责、内疚，处处表现被动和过分依赖，感到生活没有意义等或心情烦躁、疲乏无力、胸闷、睡眠障碍、体重下降、头晕头痛等抑郁症早期症状，要及时就诊，请专科医生进行必要的心理辅导和药物治疗。

16. 预防阿尔茨海默病的发生发展。阿尔茨海默病多数起病于 65 岁以后，主要表现为持续进行性的记忆、语言、视空间障碍及人格改变等。老年人一旦出现记忆力明显下降、近事遗忘突出等阿尔茨海默病早期症状，要及早就诊，预防或延缓阿尔茨海默病的发生发展。

17. 合理用药。用药需严格遵守医嘱，掌握适应证、禁忌证，避免重复用药、多重用药；不滥用抗生素、镇静睡眠药、麻醉药、消炎止痛药、抗心律失常药、强心药等；不轻易采用"秘方""偏方""验方""新药""洋药"等；用药期间若出现不良反应，可暂时停药，及时就诊。

18. 定期体检。老年人每年至少做 1 次体检，积极参与由政府和大型医院等组织的普查；高度重视异常肿块、肠腔出血、体重减轻等癌症早期危险信号，一旦发现异常应当去专科医院就诊，发现癌症要去正规医院接受规范化治疗；早发现、早干预慢性疾病，采取有效干预措施，降低疾病风险；保存完整病历资料。

19. 外出随身携带健康应急卡。卡上注明姓名、家庭住址、工作单位、家属联系方式等基本信息，以及患有哪些疾病，可能会发生何种情况和就地进行简单急救要点，必要时注明请求联系车辆、护送医院等事项。

20. 促进老年人积极进行社会参与，结合自身情况参加有益身心健康的体育健身、文化娱乐等活动，提倡科学文明健康的生活方式。注重生殖健康，避免不安全性行为。倡导全社会关爱老年人，实现老有所养、老有所医、老有所为、老有所学、老有所乐。

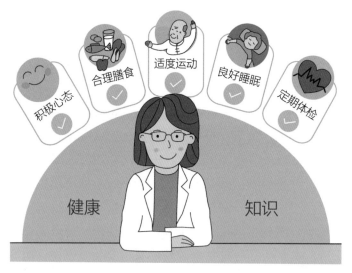

三　寻求正确健康信息的途径

1. 如何提高健康素养，提高自我健康管理能力？

健康素养是指个人获取和理解基本健康信息和服务，并运用这些信息和服务做出正确决策，以维护和促进自身健康的能力。慢性病防治素养是健康素养的重要内容之一。2017 年中国居民慢性病防治素养水平为 15.7%，意味着 100 个人里仅 15 人具备基本的慢性病防治能力，居民整体健康素养还处于较低水平。

老年人提高健康素养，特别是提高慢性病防治健康素养水平，有助于高效率地获取有价值的健康信息，提高发现和解决自身健康问题的能力，提升自我健康管理水平。

老年人在日常生活中，要主动关注慢性病预防和控制相关健康信息，积极养成健康的行为生活方式，有意识地通过学习来提高慢性病防治健康素养；遇到健康问题时，能够积极主动地利用现有资源获取相关信息；对于各种途径传播的健康信息能够判断其科学性和准确性，不轻信、不盲从，优先选择政府、卫生行政部门、卫生专业机构、官方媒体等正规途径获取健康信息；对甄别后的信息能够正确理解，并自觉应用于日常生活，维护和促进自身及家人健康水平。

2. 健康信息的常见获取途径有哪些?

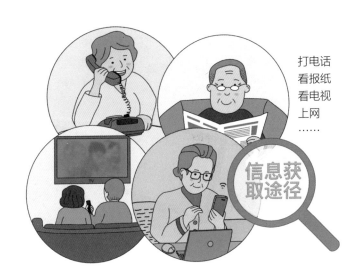

打电话
看报纸
看电视
上网
……

信息获取途径

建议老年人主动寻找健康信息时，优先通过卫生和健康部门运营的官方网站、微信公众号以及微博、抖音等平台账号检索健康信息，如国家卫生健康委员会网站和"健康中国"微博微信、"全国卫生12320"微博微信、中国疾病预防控制中心网站/微信（慢性病防控与健康、全民健康生活方式行动）、中国健康教育中心网站、中国营养学会网站，也可以选择各地各级卫生健康委员会、疾病预防控制中心、健康教育中心、"12320"和三甲医院的官方网站及其运营的微信、抖音等网络平台账号，具备一定外语阅读能力的居民也可在世界卫生组织网站获得需要的健康信息。

网址以".org"".gov"".cn"结尾的网站通常是由政府、学校或相关专业机构组织运营的，所提供的健康信息相对科学、规范，如中华人民共和国国家卫生健康委员会（http://www.nhc.gov.cn/）、中国疾病预防控制中心（http://www.chinacdc.cn/）、中国疾病预防控制中心慢性非传染性疾病预防控制中心（https://ncncd.chinacdc.cn/）、中国健康教育中心（http://www.nihe.org.cn/）、中华预防医学会（http://www.cpma.org.cn/）、中国营养学会（https://www.cnsoc.org/）、世界卫生组织（https://www.who.int/）等。

近些年，互联网发展迅速，健康资讯通过网络平台传播也逐渐兴起，但健康咨询内容良莠不齐，甚至有些内容可能会误导公众。因此，公众在微信、微博、抖音等平台搜索健康信息时要关注注册机构或注册人信息，优先选择卫生权威部门和机构的官方账号，个人账号要选择具有卫生专业资质认证的账号，以防上当受骗，损害健康。

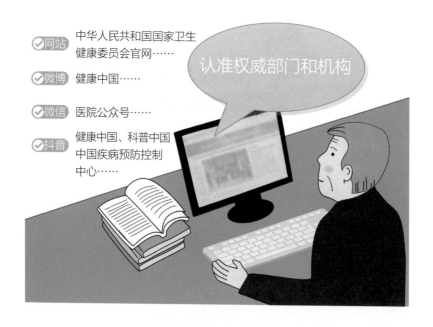

电视、广播、报纸、杂志常设有健康类专栏或专题。居民在寻求健康信息时，可优选择权威、有影响力的媒体，必要时可采取拨打12320公共卫生热线（省会城市区号+12320）咨询，或者向当地医疗卫生机构和公共卫生机构咨询。

主要卫生部门、机构和媒体官方网站及平台账号信息见表1-1和表1-2。

表 1-1　主要卫生相关部门和机构官方网站信息

名称	网址	标识
中华人民共和国国家卫生健康委员会	http://www.nhc.gov.cn/	
中国疾病预防控制中心	https://www.chinacdc.cn/	
中国疾病预防控制中心慢性非传染性疾病预防控制中心	https://ncncd.chinacdc.cn/	
中国健康教育中心	https://www.nihe.org.cn/	
中华预防医学会	https://www.cpma.org.cn/	
中国营养学会	https://www.cnsoc.org/	
世界卫生组织（World Health Organization，WHO）	https://www.who.int/	

表 1-2　主要权威机构官方抖音号

账号名称	主办单位	标识
健康中国	国家卫生健康委员会	
科普中国	中国科学技术协会	

续表

账号名称	主办单位	标识
中国疾控中心	中国疾病预防控制中心	
健康报	健康报社有限公司 （国家卫生健康委员会直属权威媒体）	
健康时报	健康时报	

四 老年人预防接种

老年人因免疫力衰退和受基础疾病影响，感染各类传染病的风险增加，而且感染后往往会加重基础疾病，增加住院和死亡的风险。接种疫苗是预防传染病经济、有效的手段。老年人积极、主动地接种疫苗，是预防传染病、保障身体健康的最佳选择。

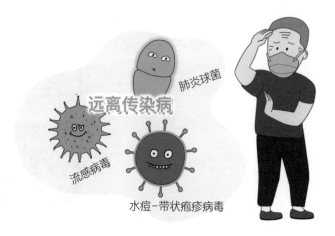

（一）流行性感冒和流感疫苗

◎核心知识

1. 流行性感冒（简称流感）及其对老年人的危害。
2. 老年人接种流感疫苗的保护效果。
3. 接种流感疫苗的不良反应。
4. 不同流感疫苗的选择。

临床实践

▲ 流感和普通感冒有什么区别？

流感由流感病毒引起，主要见于冬春季，也可发生于夏季。流感的主要症状有突然寒战、高热，伴有全身不适、肌肉酸痛、关节痛、疲劳、乏力等。普通感冒一般由鼻病毒、副流感病毒、呼吸道合胞病毒、腺病毒等多种呼吸道病毒引起，发病是渐进过程，鼻塞、打喷嚏、流涕、咳嗽等呼吸道症状明显，一般无发热，或仅有低热、不适、轻度畏寒、头痛等症状。

▲ 老年人得了流感，症状会更重吗？

与其他成年人相比，老年人的流感罹患率更高，症状更重，转入重症监护室（intensive care unit，ICU）的风险和死亡的风险均较高。患慢性基础疾病的老年人感染流感病毒后，更易出现严重并发症，死亡风险更高。

▲ 老年人接种流感疫苗后就能保证不得流感吗？

有研究表明，老年人接种流感疫苗预防流感的保护效力为58%，接种流感疫苗可有效降低老年人流感相关并发症的发生率，减少流感相关住院及死亡。60岁及以上老年人的流感相关住院及经济负担高于其他年龄人群，老年人以及患有慢性基础性疾病的人群感染流感病毒的死亡风险更高。因此，建议老年人每年接种流感疫苗。

流感疫苗只能预防特定流感病毒亚型引起的流感，并不能预防其他流感病毒亚型流感或其他病毒引起的普通感冒。因此，老年人预防流感，除了接种流感疫苗外，还要做到根据气温情况增减衣服、均衡饮食、适量运动，以及尽量减少人群聚集等。

▲ 接种流感疫苗会出现哪些不良反应？

接种流感灭活疫苗的常见不良反应主要分为局部反应（如接种部位红肿、硬结、疼痛等）和全身反应（如发热、头晕、头痛、嗜睡、乏力、肌痛等）。

不良反应通常是轻微的，可在数天内自行消失，极少出现严重不良反应。

▲ 市场上的三价和四价流感疫苗有什么区别？

世界卫生组织会每年根据对流感病毒监测情况，提出并发布下一季流感疫苗推荐组分，供监管机构和全球疫苗生产商用于生产下一流行季流感疫苗。三价流感疫苗针对 2 种甲型流感病毒（H1N1、H3N2 亚型）及一种乙型流感病毒（Victoria 系血清型）；四价流感疫苗针对的病毒除以上 3 种外，还有乙型流感病毒 Yamagata 系血清型。在保护力方面，两种疫苗在共同含有的疫苗成分上是没有区别的，四价流感疫苗多了针对 Yamagata 系流感的保护。因此，两种疫苗都有效，在缺少四价流感疫苗时，不建议为了等待四价流感疫苗而拒绝接种三价流感疫苗。

（二）肺炎球菌性疾病和肺炎球菌疫苗

核心知识

1. 老年人肺炎球菌性疾病的健康危害。
2. 老年人接种肺炎疫苗的保护效果。
3. 老年人接种肺炎疫苗的安全性。

临床实践

▲ 老年人得了肺炎球菌性疾病后病情严重吗？

肺炎球菌可引起多种不同临床类型的感染，统称为肺炎球菌性疾病，已经报道的临床疾病种类已有近百种。老年人是感染肺炎球菌性疾病的高危人群，入院率高、重症率高，糖尿病、慢性肺病和实体肿瘤等慢性病患者是肺炎球菌感染的高危人群。感染后主要表现为肺炎，病情隐匿，临床表现不典型（发热、咳嗽、呼吸困难），若有基础性疾病则会加重原病情。

▲ 目前可预防肺炎球菌性疾病的疫苗有哪些？

目前可用于预防肺炎球菌性疾病的疫苗有两种，即 23 价肺炎球菌多糖疫苗 [pneumococcal polysaccharide vaccine（23-valent），PPSV23] 和 13 价肺炎球菌多糖结合疫苗 [pneumococcal conjugate vaccine（13-valent），PCV13]，其中 PPSV23 可用于老年人群接种，PCV13 用于婴幼儿和儿童。

▲ 23 价肺炎球菌多糖疫苗对老年人的保护效果如何？

在免疫力正常的成年人和患有基础疾病但免疫缺陷不严重的人群中，23

价肺炎球菌多糖疫苗预防侵袭性肺炎球菌性疾病的效果为 50% ~ 80%，并且可降低老年人上呼吸道感染的发病率以及肺炎的严重程度和死亡风险。

▲ 老年人接种肺炎球菌疫苗后可能出现哪些不良反应？

23 价肺炎球菌多糖疫苗单独接种、与其他疫苗同时接种以及复种的安全性良好，常见不良反应为接种部位疼痛、红肿等，全身反应在老年人中主要为发热、肌肉酸痛、寒战、关节痛等，症状轻微且大多可自行缓解。

（三）带状疱疹和带状疱疹疫苗

核心知识

1. 老年人患带状疱疹的健康危害。
2. 老年人接种带状疱疹疫苗的保护效果。
3. 老年人接种带状疱疹疫苗的不良反应。
4. 老年人接种带状疱疹疫苗的建议。

临床实践

▲ 带状疱疹有哪些症状？

带状疱疹是由初次感染后潜伏在脊髓后根神经节或脑神经节内的水痘 - 带状疱疹病毒（varicella-zoster virus，VZV）再激活引发的感染性皮肤病。老年人是带状疱疹的高危人群，且发病率随着年龄增长而增加，女性的发病率显著高于男性。带状疱疹的典型临床表现为沿感觉神经支配相应皮区出现单侧带状分布的簇集性水疱，常伴有钝痛、灼痛或跳痛，民间称为"蛇缠腰""蛇盘疮""缠腰火丹"。带状疱疹后神经痛是指带状疱疹皮疹消退以后超过 1 个月还有疼痛，表现为局部阵发性或持续性灼痛、刺痛、刀割样痛、电击样痛，影响休息、睡眠和精神状态，是带状疱疹最常见的并发症，常见于某些年龄较大的人及免疫功能低下患者。

▲ 带状疱疹可以通过接种疫苗来预防吗？

带状疱疹可以通过接种带状疱疹疫苗进行预防。国际上在使用的带状疱疹疫苗有带状疱疹减毒活疫苗和含佐剂的重组带状疱疹疫苗（recombinant herpes zoster vaccine，RZV）。RZV 于 2020 年 6 月在中国正式上市，并已逐步开始接种，用于 50 岁及以上成年人预防带状疱疹。

▲ 带状疱疹疫苗的保护效果怎么样？

研究表明，重组带状疱疹疫苗预防带状疱疹对 50 岁及以上受试者的效力超过 95%，对 70 岁及以上受试者的效力超过 90%。近期公布的长期效力临床研究中期结果显示，重组带状疱疹疫苗在接种 7 年后保护效力仍维持在 84% 以上。

▲ 接种带状疱疹疫苗后常见的不良反应有哪些？

疫苗临床研究结果显示，接种重组带状疱疹疫苗后常见的局部反应是注射部位疼痛，其次为红斑和肿胀，最常见的全身反应是肌痛和疲倦，其次是头痛、寒战、发热、胃肠道症状。这些局部和全身反应大多为轻中度，且持续时间短暂，一般 3 天左右即可缓解。

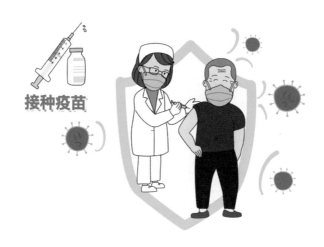

接种疫苗

▲ 有基础疾病的老年人可以接种带状疱疹疫苗吗？

患有基础性疾病的人可以根据具体情况，权衡获益及风险，判断是否进行接种。若带状疱疹处于急性发作期，则应至症状完全消失后再接种疫苗。免疫功能低下的患带状疱疹的病风险高于普通人群，且疾病负担更重。目前认为，免疫功能受损人群不能接种带状疱疹减毒活疫苗，但对于重组带状疱疹疫苗而言则不是接种禁忌。对重组带状疱疹疫苗的活性成分或任何辅料成分过敏者禁接种该疫苗，患有严重发热疾病者应推迟接种该疫苗。

▲ 带状疱疹疫苗需要接种几剂？

含佐剂的重组带状疱疹疫苗免疫程序为两剂次，每剂次 0.5mL，接种第 1 剂次后间隔 2~6 个月接种第 2 剂次。

第二部分

老年健康生活方式

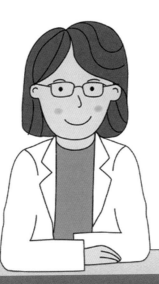

一 合理膳食，健康一生

老年人膳食指南要点

民以食为天，营养是老年人健康的物质基础，良好的营养可以有效延长老年人健康生命时间，促进实现健康老龄化。老年人的生理特点与中年人和青年人不一样，所以其膳食要求也不同。

（一）食物品种丰富，优质蛋白充足

核心知识

1. 食物品种丰富，合理搭配。
2. 摄入足量动物性食物和大豆类食品。

临床实践

▲ 如何判断食物摄入是品种丰富的？

老年人平均每天要吃 12 种，每周要吃 25 种以上的食物。早餐应有 1～2 种主食、1 个鸡蛋、1 杯奶，最好有蔬菜或水果。中餐和晚餐应各有 1～2 种主食，1～2 个荤菜、1～2 种蔬菜、1 种豆制品。每天应摄入 200～250g 主食（其中粗杂粮 50～150g，薯类 50～75g），蔬菜 300～450g，水果 200～300g，畜禽肉 40～50g，水产品 40～50g，蛋 40～50g，大豆 15g。

▲ 老年人该如何搭配餐食？

（1）粗细搭配：主食中至少 1/3 是粗杂粮，可以制作杂粮饭、杂粮馒头。

（2）荤素搭配：每餐食物中既有蔬菜又有畜禽肉、鱼肉等动物性食物。不能将荤菜集中在一餐食用。

（3）粮豆搭配：主食和豆类中的营养成分互补，可以提升营养水平。

（4）正餐和零食搭配：老年人因消化吸收功能差，每餐食物的摄入量不能太多，为满足身体需要，可以适当补充零食，如把坚果、水果、牛奶作为零食在餐间摄入。

▲ 为什么要摄入足够量的动物性食物和大豆类食物？

动物性食物和大豆类食物富含优质蛋白质，消化吸收率高，有利于老年人预防营养不良。建议老年人摄入总量达到平均每天 120～150g，并应选择不同

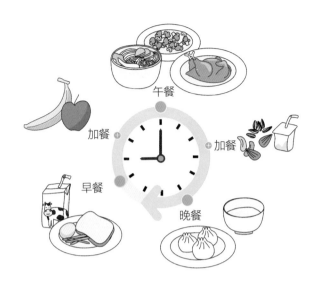

种类的动物性食物，1 周至少摄入两次鱼类，每天摄入 1 个鸡蛋。大豆类食物品种多样，可以选择各类豆制品，如豆腐、豆干、豆皮、腐乳等。

（二）延缓肌肉衰减，维持适宜体重

核心知识

1. 肌肉衰减是老年人健康的重要威胁。
2. 通过营养和运动可以延缓肌肉衰减。
3. 老年人的适宜体重指数（body mass index，BMI）范围在 $21.0 \sim 26.9 kg/m^2$。

临床实践

▲ **肌肉衰减的主要危害有哪些？**

肌肉衰减又叫肌少症，是增龄相关进行性骨骼肌量减少伴有肌肉力量和 / 或功能减退的综合征。肌少症会引起老年人虚弱、心肺功能下降、活动受限、摔倒、骨折和残疾的风险增加，生活质量下降，病死率增加，医疗花费和经济负担增加。早期筛查诊断和及时有效干预可以有效防治肌少症。

▲ **如何通过合理营养预防肌少症？**

（1）增加鸡蛋、瘦肉、鱼肉、大豆等优质蛋白质的摄入。每天每千克体重 $1.0 \sim 1.5g$ 蛋白质。蛋白质的摄入应平均分配至三餐，早、中、晚餐均要有优质蛋白质，不能集中在一餐食用。1 个鸡蛋约含 7g 蛋白质，100mL 牛奶约含

3g蛋白质，100g猪肉（瘦）约含20g蛋白质，100g牛肉（瘦）约含20g蛋白质。

（2）多吃海鱼、海藻等富含 n-3 多不饱和脂肪酸的食物。

（3）多吃深色蔬菜、水果等富含抗氧化营养素的食物，每天摄入蔬菜 300 ~ 450g，水果 200 ~ 300g，其中深色蔬菜最好占一半以上。

▲ 如何通过运动防控肌肉衰减？

老年人可以通过抗阻运动（推荐每周 3 次）改善肌肉功能，防控肌肉衰减。

（1）上肢力量练习：提拿放练习、抗阻力屈臂练习、坐位屈臂撑练习、握力练习。

（2）下肢肌力练习：站立踮脚练习、坐位负重踮脚练习、坐位蹲起练习、扶墙蹲起练习。

（3）增强核心肌力：平板支撑练习、侧支撑练习、仰卧挺髋练习、屈腿挺腰练习。

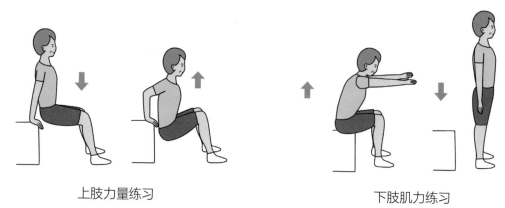

上肢力量练习　　　　　　　　　　　　下肢肌力练习

▲ 如何计算老年人适宜体重？

无严重疾病老年人的适宜体重可用体重指数（BMI）来判断，BMI= 体重（kg）÷ 身高 ^{2}（m²）。老年人的 BMI 控制在 21.0 ~ 26.9kg/m² 最为适宜。

要定期监测体重，至少每个月，最好每周测量一次体重，并且最好固定时间测量。如果体重低于适宜范围底限，就应该增重；如果大于适宜范围高限，就应该适当减重。

（三）定期体检自测，预防营养不良

◉核心知识

1. 每年至少进行 1 次健康体检。

2. 经常监测体重，进行营养评估。

3. 老年人容易出现营养缺乏，必要时可以使用营养补充剂。

4. 老年人的餐食应该营养丰富、细软易消化。

5. 老年人可以在正餐之间加餐。

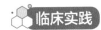 **临床实践**

▲ **为什么老年人容易出现营养缺乏？**

与中年人和青年人相比，老年人对大多数营养素的需求并没有减少。《中国居民膳食营养素推荐摄入量（2013）》提示，除了能量的需要量降低外，老年人对钙、维生素 D 等微量营养素的需要量反而增加了。然而，老年人各器官的功能会出现不同程度衰退，咀嚼、吞咽、消化、吸收和利用能力下降，所以非常容易出现营养缺乏。

▲ **如何制作适合高龄老年人摄入的食品？**

（1）食物切小、切碎，蔬菜可切成小块或制成馅，尽量选择新鲜、较嫩蔬菜。

（2）一般鱼肉比畜禽肉类更易消化吸收，可以多选择。鱼、虾可做成鱼片、鱼丸、鱼羹、虾仁等；肉类食物可制成肉丝、肉片、肉糜、肉丸。

（3）坚果、杂粮等坚硬食物可碾碎成粉末或细小颗粒，如核桃粉、芝麻粉、玉米粉等食用。

（4）选择含果胶和水分较多的新鲜水果，如草莓、猕猴桃、香蕉等。质地较硬的水果可以切成小块儿，也可以榨汁或煮软食用。

（5）采用炖、煮、蒸、烩、焖等烹调方法。

▲ **老年人应如何加餐？**

老年人，特别是高龄老年人以及身体虚弱、消瘦的老年人，应根据自身具体情况，如果三餐饮食不能满足营养需要，可以在正餐之间加餐，可以采取三餐两点制或三点制，以摄入更多食物。一次加餐的量为全天能量的 5% ~ 10%。注意，睡前 1 小时内不建议用餐，以免影响睡眠。加餐选择的食物应该与正餐的食物相互弥补。加餐可以是老年人正餐中无法吃完的一部分，也可以选择一些有营养的零食，如水果、坚果、奶类、豆类等。

▲ **老年人应如何使用营养品？**

老年人因为生理功能减退和疾病影响，更容易出现矿物质、维生素缺乏，因此可以在医生指导下选择合适的营养补充剂，也可以选择营养强化食品，如强化维生素 D 的奶粉、强化钙的麦片等。高龄和衰弱老年人进食量不足目标量的 80% 时，可以在营养师的指导下，合理使用特殊医学用途配方食品（简称"特医食品"）。

▲ **如何增进老年人的食欲？**

老年人身体功能衰退，特别是味觉、嗅觉、视觉敏感度下降，可以明显降低食欲；而因罹患慢性病长期服用药物的老年人也容易出现食欲减退。可以采取一些措施，增进老年人的食欲：

（1）增加身体活动量。如果身体情况允许，老年人最好每天运动。每天最少运动半小时，可以一次运动完，也可以 1 次 10 分钟，每天多次运动。

（2）运动强度要量力而行，以轻微出汗、自我感觉舒适为度，以 170 - 年龄作为运动的目标心率。不主张老年人进行活动后大汗淋漓的活动。

（3）经常变换食物的品种和制作方式，丰富食物的色泽和风味。

（4）在保证营养均衡的情况下，多选择老年人爱吃的食物和制作方式。

（5）积极发掘生活乐趣，调整心态，保持乐观情绪。

（6）消除误区：部分老年人将某些食物作为灵丹妙药或健康大敌，导致食物摄入单一、不均衡，也会影响食欲。

老年常见病的营养干预

（一）贫血

核心知识

1. 贫血是老年人的常见疾病，在高龄老年人中尤其常见。
2. 通过合理膳食可以预防和治疗贫血。

临床实践

▲ **贫血有哪些危害？**

世界卫生组织规定贫血的诊断标准为，成年男性血红蛋白水平低于 130g/L，成年女性血红蛋白水平低于 120g/L。

贫血会导致免疫功能低下，记忆力下降，认知功能受损，运动能力下降，心脏耐缺氧能力下降，消化功能下降，还可能加重其他基础疾病。

▲ **如何通过调整膳食预防贫血？**

（1）增加动物性食物，如畜禽肉、鱼肉、蛋、动物肝脏、动物血的摄入。虽然动物性食物含铁量不一定超过某些植物性食物，但动物性食物所含铁更易吸收。100g 猪肝含铁约 22mg，100g 猪瘦肉含铁约 3mg。

（2）多吃新鲜水果、蔬菜，摄入丰富维生素 C 和叶酸，促进铁的吸收和红细胞合成。

（3）吃饭前后 1 小时内不喝浓茶、咖啡等，以免影响铁的吸收。

（4）选用含铁的强化食物，如强化铁的酱油、面粉等。

（5）当无法从膳食中获得充足营养素时，可以在医生指导下，有选择地适量使用营养素补充剂。

（二）骨质疏松症

核心知识

1. 骨质疏松症是危害老年人健康的重要疾病之一，老年女性更多见，老年男性也会发生。

2. 合理膳食、充足日照、规律运动是预防和控制骨质疏松的重要手段。

临床实践

▲ 如何通过膳食预防骨质疏松症？

建议摄入富含钙、维生素 D、低盐和适量蛋白质的均衡膳食。

（1）钙：中国营养学会推荐老年人每天摄入钙 1 000mg。首先选择食物补充。钙的食物来源主要有奶及奶制品、深色蔬菜，如 100g 牛奶含钙 110mg，100g 奶酪含钙 720mg，100g 荠菜含钙 294mg，100g 雪里蕻含钙 230mg。

（2）维生素 D：中国营养学会推荐老年人每天摄入维生素 D 600IU；治疗骨质疏松症时，可以达到每天 800 ~ 1 200IU。含维生素 D 丰富的食物有海鱼、动物肝脏、蛋黄、坚果等。保证充足的日照，可以促进体内维生素 D 的形成。建议每天晒太阳 15 分钟，但应避免剧烈日光暴露。使用防晒霜会减少皮肤绝大多数维生素 D_3 的合成；在树荫下，由于日光的散射作用，人体也可以接受日光照射，合成维生素 D；在室内隔着玻璃接受日光照射时，人体合成维生素 D 则会受影响。

（3）蛋白质：推荐每天摄入蛋白质为 0.8 ~ 1.0g/kg。

（4）咖啡因：咖啡因摄入过多可增加尿钙的排出，减弱肠道对钙的吸收。咖啡、茶、可乐中均含有咖啡因。人每天摄入咖啡因超过 400mg，就可影响钙的吸收。因此长期饮用咖啡（每天 2 杯以上）的人应注意补充钙剂，保证足够的钙摄入。

▲ 如何选择合适的钙补充剂？

钙剂可分为无机钙（如碳酸钙、磷酸钙、氧化钙、氯化钙等）、有机酸钙（如葡萄糖酸钙、乳酸钙、柠檬酸钙、醋酸钙等）和有机钙（氨基酸螯合钙、L- 苏糖酸钙）。

（1）无机钙：含钙量高，如碳酸钙中元素钙含量达到 40%。但是，人体对无机钙的吸收率较低，易发生腹胀、便秘等不良反应。

（2）有机酸钙：含钙量较低，人体吸收率不高。

（3）有机钙：人体吸收率高，且不受胃酸影响，但是价格一般较贵。

（三）营养不良

核心知识

1. 老年人是营养不良的高发人群。
2. 饮食、疾病、心理、社会等因素均可影响老年人的营养状况。

临床实践

▲ 如何早期发现营养不良？

老年人可根据中华人民共和国卫生行业标准（WS/T552—2017）《老年人营养不良风险评估》中的《老年人营养不良风险评估表》进行营养不良筛查，相关内容参见表 2-1。

表 2-1　老年人营养不良风险评估

初筛	评分			
项目	0 分	1 分	2 分	3 分
1. 体重指数（BMI）	BMI＜19 或 BMI＞28	19≤BMI＜21 或 26＜BMI≤28	21≤BMI＜23 或 24＜BMI≤26	23≤BMI≤24
2. 近 3 个月体重变化	减少或增加 ≥3kg	不知道	lkg≤减少≤3kg 或 lkg≤增加 ≤3kg	0kg＜减少 ＜1kg 或 0kg ＜增加＜1kg

初筛	评分			
项目	0分	1分	2分	3分
3. 活动能力	卧床	需要依赖工具活动	独立户外活动	–
4. 牙齿状况	全口/半口缺	用义齿	正常	–
5. 神经精神疾病	严重认知障碍或抑郁	轻度认知障碍或抑郁	无认知障碍或抑郁	–
6. 近3个月有无饮食量变化	严重增加或减少	增加或减少	无变化	–

总分14分;< 12分提示有营养不良风险,继续以下评估;≥ 12分提示无营养不良风险,不需要以下评估

评估	评分			
项目	0分	0.5分	1分	2分
7. 患慢性病数 > 3种	是	–	否	–
8. 服药时间在1个月以上的药物种类 > 3种	是	–	否	–
9. 是否独居	是	–	否	–
10. 睡眠时间	< 5h/d	–	≥ 5h/d	–
11. 户外独立活动时间	< 1h/d	–	≥ 1h/d	–
12. 文化程度	小学及以下	–	中学及以上	–
13. 自我感觉经济状况	差	一般	良好	–
14. 进食能力	依靠别人	–	自行进食稍有困难	自行进食
15. 一天餐次	1次	–	2次	3次及以上

评估	评分			
项目	0 分	0.5 分	1 分	2 分
16. 每天摄入奶类；每天摄入豆制品；每天摄入鱼肉、畜禽肉、蛋类食品	0 ~ 1 项	2 项	3 项	–
17. 每天烹调油摄入量	> 25g	–	≤ 25g	–
18. 是否每天吃蔬菜水果 500g 及以上	否	–	是	–
19. 小腿围	< 31cm	–	≥ 31cm	–
20. 腰围　男	> 90cm	–	≤ 90cm	–
女	> 80cm	–	≤ 80cm	–

备注：年龄超过 70 岁总分加 1 分，即年龄调整增加的分值：0 分，年龄 < 70 岁；1 分，年龄 ≥ 70 岁。

评估结果判断：①若初筛总分 ≥ 12 分，提示无营养不良风险，不需要评估；②若初筛总分 < 12 分提示有营养不良风险，继续评估；③若营养不良风险评估总分（初筛 + 评估）≥ 24 分，表示营养状况良好；④若营养不良风险评估总分（初筛 + 评估）< 24 分，当 BMI ≥ 24（或男性腰围 ≥ 90cm，女性腰围 ≥ 80cm）时，提示可能是肥胖 / 超重型营养不良或有营养不良风险；⑤若营养不良风险评估总分（初筛 + 评估）为 17 ~ 24 分，表示有营养不良风险；⑥若营养不良风险评估总分（初筛 + 评估）≤ 17 分，表示有营养不良。

▲ 如何预防营养不良？

（1）平衡膳食，每天应摄入 200 ~ 250g 主食（其中粗杂粮 50 ~ 150g，薯类 50 ~ 75g），蔬菜 300 ~ 450g，水果 200 ~ 300g，畜禽肉 40 ~ 50g，水产 40 ~ 50g，蛋 40 ~ 50g，大豆 15g。

（2）及时治疗口腔、胃肠等疾病，避免因疾病导致摄入受限。

（3）纠正错误理念。例如，有些老年人错误理解"有钱难买老来瘦"，过度限制饮食，导致摄入不足，从而引起营养不良；有些老年人长期吃素，导致优质蛋白质、铁摄入不足。

（4）如果由于各种原因无法摄入足够食物，可以考虑使用肠内营养补充制剂。

（四）阿尔茨海默病

核心知识

1. 保持健康的生活方式，保持健康体重。

2. 避免罹患心脑血管疾病、糖尿病等慢性病是预防阿尔茨海默病的有效手段。

3. 预防和治疗高同型半胱氨酸血症是预防阿尔茨海默病的有效手段。

临床实践

1. 减少饱和脂肪酸和反式脂肪酸的摄入。少吃红肉、油炸食物，以及食品标签显示含有氢化油脂的食物。

2. 补充叶酸、维生素 B_6 和维生素 B_{12}。黄绿色蔬菜和水果、坚果、蛋、豆类、酵母富含叶酸；瘦肉、花生、糙米、绿叶蔬菜、香蕉等食物富含维生素 B_6；鱼、禽、蛋、贝类食物富含维生素 B_{12}。

3. 多吃坚果等富含维生素 E 的食物。

4. 主食以全谷物食物为主。

老年营养餐

核心知识

1. 食物多样、搭配合理，符合平衡膳食要求。

2. 能量供给与机体需要相适应，吃动平衡，维持健康体重。保证优质蛋白质、矿物质、维生素的供给。

3. 老年餐食应细软、易消化，与老年人的咀嚼、吞咽和消化功能相适应。有咀嚼吞咽障碍的老年人应选择合适性状的食物。

4. 食物摄入无法满足需要时，合理进行营养素补充。

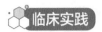 **临床实践**

▲ 如何提高老年人的膳食质量?

为老年人制作细软、易消化的餐食，特别要注意选择营养密度高的食物，以保证在摄入量和消化能力下降情况下仍能摄入充足的能量和营养素。

（1）摄入足够的优质蛋白，如瘦畜禽肉、鱼虾、大豆、蛋类及奶类。由于乳糖不耐受，不能摄入牛奶的人可以选择酸奶或奶酪。

（2）保证每天摄入足量的新鲜蔬菜和水果，注意选择种类多样化，多吃深色蔬菜以及十字花科蔬菜（如白菜、甘蓝、芥菜等）。

（3）每周摄入一次动物内脏，每次 25 ~ 50g，以保证脂溶性维生素的摄入量。

▲ 如何为有咀嚼吞咽障碍的老年人准备餐食?

有咀嚼吞咽障碍老年人的食物应细软，可通过适宜的烹饪和加工方法改变食物的质地和形状，使食物易于吞咽，减少误吸。

（1）软食：食物细软、不散、不黏；食物颗粒大小 ≤ 1.5cm×1.5cm；容易咀嚼，或可用牙龈咀嚼；每天 4 ~ 5 餐。

1）适合人群：有轻度吞咽咀嚼障碍老年人。

2）适宜食物：经蒸、煮至软烂的米面食物及其制品；易煮软的叶菜、薯芋类、茄果类食物；质地松软的新鲜水果；去刺和骨的鱼、虾、畜禽肉类；碎软的坚果和豆类及其制品；各类乳制品。

3）不宜食物：煎、炸、烤的食物；坚硬、圆形及黏性大、易引起吞咽窒息危险的食物；富含粗纤维的蔬菜；带骨、刺的动物性食物；未加工碎软的豆类和坚果。

（2）半流质饮食（表 2-2）：食物湿润、有形状，即使没有牙齿也可以用舌头压碎，且容易形成食团，在咽部不会分散开，容易吞咽。适合有中度咀嚼困难或轻度吞咽困难的老年人。

表 2-2　半流质饮食的食物选择

食物分类	推荐食物	禁忌食物
谷类	· 粥类,如大米粥、花式粥(碎菜肉末粥、鲜菇鸡肉粥、牛肉末蛋花粥)、麦片粥 · 煮软的面条,如番茄蛋花烂面条、菜末肉末烂面条 · 菜肉馄饨、鲜肉小馄饨、水饺 · 馒头、包子(豆沙包、肉包、菜包、小笼包) · 软的面包	· 米饭 · 硬的面包、面条 · 汤圆、油饼、油条、硬的烙饼 · 两面黄、炒面 · 八宝饭、粽子、杂豆饭 · 烤面包、法式面包、比萨、麸皮面包 · 煎饺、生煎、锅贴
蔬类	· 叶菜、花菜类:选择易煮软的绿叶蔬菜,如青菜、菠菜、米苋、生菜 · 薯芋类:芋芳、土豆、山药 · 茄果类:冬瓜、丝瓜、黄瓜、南瓜、番茄、茄子 · 以上所有蔬菜均需切碎至 0.5cm×0.5cm	· 一切未经加工(切、撕)的蔬菜 · 硬的,富含粗纤维、茎和梗的蔬菜、豆类,如甜玉米、花菜梗、芹菜、莴笋、绿豆芽、黄豆芽等
水果类	· 含果胶和水分较多、质地松软的新鲜水果,如草莓、猕猴桃、香蕉、木瓜、柿子、芒果、火龙果等,需切碎至 0.5cm×0.5cm · 各种水果泥或水果汁	· 易引起吞咽窒息危险的圆形水果,如葡萄、樱桃 · 富含粗纤维的水果,如菠萝
乳类及其制品	· 牛奶、奶昔、原味酸奶 · 含软水果的酸奶 · 非常软的小块奶酪	· 含坚果、颗粒的酸奶 · 硬的干奶酪
鱼肉虾蛋类	· 瘦肉:肉末(肉圆、蛋饺、百叶包) · 禽肉:鸡丝、鸭丝 · 鱼虾:鱼丝、鱼片、鱼圆、带鱼、虾仁、蟹肉、鳝末等(去骨、壳) · 蛋类:蒸蛋、煮蛋、炒蛋	· 干、硬、难咀嚼、脆的食物 · 腌腊食品

食物分类	推荐食物	禁忌食物
甜点	· 布丁、冰激凌 · 清蛋糕、奶油蛋糕 · 酥皮点心,如老公(婆)饼、凤梨酥、豆沙月饼、椰蓉月饼、莲蓉月饼、鲜肉月饼	· 脆饼、饼干 · 硬皮糕点,如开口笑、桃酥 · 含坚果的点心,如五仁月饼
其他	· 没有果粒的果酱、细滑的花生酱	· 粗粒花生酱

（3）糊状饮食（表2-3）：食物粉碎成泥状，不需要咀嚼，易吞咽；通过咽和食管时易变形且很少在口腔内残留。适合有明显吞咽困难的老年人。

表2-3　糊状饮食的食物选择

食物分类	推荐食物	禁忌食物
谷类	· 泥状粥、麦片糊、面糊	· 有米粒的粥,颗粒麦片
蔬菜、豆类	· 各种绿叶蔬菜泥、芋芳泥、土豆泥、豆腐泥、红豆沙、绿豆沙、枣泥	· 未经搅拌粉碎的蔬菜、豆类
水果类	· 各种水果汁、水果泥	· 含有果粒的水果泥、水果汁
乳类及其制品	· 牛奶、原味酸奶、奶昔	· 果粒酸奶、奶酪
鱼肉虾蛋类	· 各类肉泥、鱼泥、蛋羹	· 非常黏的泥状食物
甜点	· 蛋糕、布丁	· 酥皮、硬皮糕点

老年人常见营养误区

1. "有钱难买老来瘦。"

老年人的体重应该适宜，太胖或太瘦都不利于健康，BMI 在 $21.0 \sim 26.9 kg/m^2$ 范围内最为适宜。大家都知道老年人太胖容易罹患高血压、糖尿病等，但是太瘦也会导致肌肉衰减、贫血、免疫力下降，对手术、外伤等抵御能力下降。

2. "吃素长寿，所以不要吃肉。"

动物性食物所含有的蛋白质属于优质蛋白质，消化吸收率高，对维持老年人的肌肉合成非常重要。对于因信仰或多年饮食习惯而一直吃素老年人，建议每天吃大豆类食物，以保证优质蛋白的摄入；如果对牛奶没有禁忌，可以每天摄入纯牛奶、酸奶或奶酪，以保证优质蛋白质的摄入。老年人如果仅因为觉得吃素更健康而选择素食的膳食模式，不吃肉，是完全没有必要的。健康膳食应该是选择多样食物，既不要完全素食，也不要完全肉食。

3. "鸡蛋黄含胆固醇量高，所以吃鸡蛋只吃鸡蛋白。"

鸡蛋的营养物质主要集中在蛋黄中，除了胆固醇外，还有丰富的维生素A、铁等，因此，吃鸡蛋弃掉鸡蛋黄，就浪费了鸡蛋中主要的营养物质。

4. "脂肪的摄入越少越好。"

许多中老年人有"畏高症"，将高胆固醇、高盐、高糖食品视若洪水猛兽。但是，盲目追求"低"，同样违背了科学规律，不利于身体健康。高脂肪之害众所周知，然而脂肪也不是越低越好。脂肪是重要的营养素，是机体的构成成分。食物中的脂肪可为人体提供能量和脂溶性维生素，还有助于改善食物的感官性状。总之，食物的摄入要把握平衡的原则，过多或过少都会对健康不利。

二　适量运动，预防损伤

（一）老年人身体活动要点

每周 150 分钟有氧运动，分布在 5 ~ 7 天内；每周 2 ~ 3 次抗阻运动，加强平衡与柔韧性练习。

运动是"主动健康"的主要措施。规律运动是老年人保持健康的重要手段，有助于预防和治疗糖尿病、高血压、高脂血症、冠心病、骨质疏松和癌症等多种慢性非传染性疾病。因此，老年人应养成规律运动的习惯。

老年人首选的运动是中等强度的有氧运动。运动能力较差者可选择低强度有氧运动。低、中等强度有氧运动，如快走、健身舞、韵律操、骑自行车、水中运动、慢跑等，对于绝大多数老年人是安全的。运动强度通常可通过主观疲劳感来评价：在中等强度运动中，人常感觉心跳加快、微微出汗、轻微疲劳；能说出完整句子，但是不能唱歌。每周运动 5 ~ 7 天。抗阻运动同样适用于老年人群，可通过哑铃、弹力带等小器械进行抗阻运动，也可以采用自身重量练习（如俯卧撑或立卧撑），同时应加强下肢肌力练习，以预防和延缓老年性肌少症。老年人的平衡能力也呈下降趋势，加强柔韧性和平衡能力训练可以增强平衡能力。交替性单脚站立、走直线等训练是增强平衡能力的有效方法；瑜伽、太极拳、五禽戏和八段锦练习也可有助于提高协调性及平衡能力。增强下肢肌力和平衡能力可以降低老年人跌倒风险，使老年人运动更从容。

需要注意的是，老年人常伴有多种慢性疾病，如骨关节病变可使步行能力下降，脑血管病变、周围神经病变或严重肌少症患者易发生跌倒。因此，既往缺少运动的老年人在开始运动前需要根据病史、家族史、身体活动水平以及相关医学检查结果等进行运动风险评价，并通过心肺耐力、身体成分、肌肉力量和耐力、柔韧性以及平衡能力等测试结果进行运动能力评估，并据此确定运动方案。此外，因疾病需要服用多种药物的老年人应在医生指导下合理安排服药时间和运动时间，并评估运动对药物代谢的影响，避免运动相关低血糖、低血压等事件的发生。

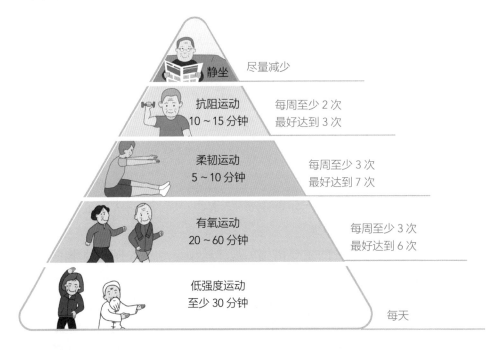

（二）老年常见病运动处方

运动处方是由专业人士（如运动处方师或康复医师）依据运动处方需求者的健康信息以及医学检查、运动风险筛查、体质测试结果，确定运动频率、强度、时间、方式、总运动量以及进阶，形成的目的明确、系统的、个体化的促进健康及防治疾病的运动指导方案。老年人随着年龄增长，身体功能退化及伴随疾病增加，更加需要运动处方来维护健康。

老年人运动处方原则：应选择安全的运动方式，通过主观疲劳感觉判断运动强度，并以少量、低强度起始，逐步递进，同时还要综合考虑疾病、药物及运动能力等多方面因素。

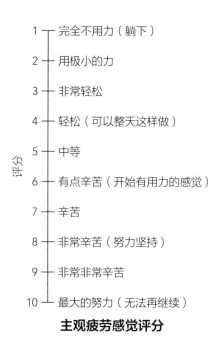

主观疲劳感觉评分

1. 适于健康老年人的步行处方

运动方式：健步走 / 摆臂健步走。

运动时间：每天 30 ~ 45 分钟。

运动频率：每天或每周 ≥ 5 天。

运动强度：感觉心跳加快、微微出汗、轻微疲劳，或 80 ~ 100 步 / 分钟。

运动量：6 000 ~ 7 500 步。

运动进阶：没有规律运动习惯的老年人可以从每次步行 10 分钟，每天多次运动，累计达到每天 30 ~ 45 分钟的运动量开始，之后再逐渐提高步速，达到中等强度。

注意事项：①避免在极端天气运动；②最好结伴而行；③穿舒适的鞋袜，随身携带个人信息卡、食物和水；④如果出现发热、感冒、腹泻等急症，应暂停运动，待好转后再恢复运动；⑤如果出现胸闷、胸痛、气短、心悸、头晕等不适，应立即停止运动，及时就医。

2. 适于老年高血压患者的运动处方

高血压是临床常见的心血管危险因素之一。但在我国，尤其是老年人群中，其知晓率、治疗率、控制率仍不尽如人意。我国 ≥ 60 岁人群的高血压患病率为 58.9%，知晓率、治疗率和控制率分别为 53.7%、48.8% 和 16.1%。生活方式干预能够降低血压和心血管危险，所有患者都应采用。运动是主要措施之一。每周 5 ~ 7 天规律的有氧运动可使收缩压下降 7mmHg，舒张压下降 5mmHg，每周 2 ~ 3 天抗阻运动与有氧运动效果相当或更优。

老年高血压患者运动处方：

运动方式：健步走、慢跑、骑车、游泳、抗阻运动等。

运动时间：每天 30 ~ 45 分钟。

运动频率：有氧运动每周 5 ~ 7 天；抗阻运动每周 2 ~ 3 天；平衡及柔韧性运动可以作为有氧运动与抗阻运动的辅助练习，每天进行。

运动强度：感觉心跳加快、微微出汗、轻微疲劳；运动中能说出完整句子，但不能唱歌。心率会受某些药物或疾病影响，因此建议患者经系统评估后，由医生确定运动目标心率。

运动量：健步走 6 000 ~ 7 500 步或平地骑车 5 ~ 8km 或游泳 800 ~ 1 000m 或抗阻运动 2 ~ 3 组（每个动作 1 ~ 12 次为一组）。

运动进阶：没有规律运动习惯的老年人可以从每次步行 10 分钟，每天多次运动，累计达到每天 30 ~ 45 分钟的运动量开始，之后再逐渐提高步速，以达到中等强度。抗阻运动应从较小负荷开始，如 0.5 ~ 1kg 的哑铃。

注意事项：①避免在极端天气运动；②最好结伴而行；③警惕体位性低血压、餐后低血压，运动前后应充分热身和整理，避免运动后低血压；④避免屏气、用力的动作，预防血压过度升高；⑤安静血压 ≥ 160/100mmHg 时应暂缓运动；⑥应用 β 受体阻滞剂（如倍他乐克）或利尿剂（如呋塞米、氢氯噻嗪）等药物者应避免在过热或过冷的环境中运动；⑦如果出现发热、感冒、腹泻等急症，应暂停运动，待好转后再恢复运动；⑧如果出现胸闷、胸痛、气短、心悸、头晕等不适，应立即停止运动，及时就医。

3. 适于老年血脂异常患者的运动处方

血脂异常又称脂代谢紊乱，常见的包括总胆固醇、低密度脂蛋白胆固醇或甘油三酯水平升高，高密度脂蛋白胆固醇水平下降。老年人血脂异常患病率高，是常见的心血管疾病危险因素之一，与不良饮食习惯和运动习惯密切相关。无论是否需要药物治疗，改变生活方式都是治疗血脂异常的基础。有氧运动可以使低密度脂蛋白胆固醇下降 0.17 ~ 0.33mmol/L，抗阻运动可以使低密度脂蛋白胆固醇和甘油三酯水平下降 0.33 ~ 0.5mmol/L，两种运动方式联合效果更佳。无其他伴随疾病的血脂异常老年患者的运动与健康老年人类似，但应更注重减重至健康体重。

老年血脂异常患者运动处方：

运动方式：健步走、骑车、游泳等。

运动时间：每天 30 ~ 60 分钟，尽量达到 50 ~ 60 分钟。

运动频率：每周 5 ~ 7 天。

运动强度：感觉心跳加快、微微出汗、轻微疲劳；运动中能说出完整句子，但是不能唱歌。

运动量：6 000 ~ 7 500 步或平地骑车 5 ~ 8km 或游泳 800 ~ 1 000m；可以选择中低强度并适当延长运动时间以增加运动时的能量消耗。

运动进阶：没有规律运动习惯的老年人年可以从每次步行 10 分钟，每天多次运动，累计达到每天运动量开始，之后再逐渐提高步速，以达到中等强度。

注意事项：①血脂异常多合并其他慢性病如高血压、糖尿病、冠心病、肥胖等，需要根据相应疾病的运动原则进行调整；②使用降脂药物（如他汀或烟酸类药物）的患者可能会出现肌肉疼痛或乏力，如果运动时出现异常或持续的肌肉疼痛应暂停运动及时就医。

4. 适于老年糖尿病患者的运动处方

老年糖尿病患者指年龄在 65 岁及以上的糖尿病患者。我国老年糖尿病患者约 3 550 万人，约占全球老年糖尿病患者的 1/4，且逐渐增多。运动是预防和治疗老年糖尿病的有效方法之一，以规律运动为主的生活方式干预可以改善糖尿病患者的胰岛素抵抗。无论是否有运动习惯，老年糖尿病患者在开始运动前都应进行完整的医学评估和运动评估。

老年糖尿病患者运动处方：

运动方式：健步走、骑车、游泳、球类运动、广场舞等。

运动时间：每天 30 ~ 45 分钟。

运动强度：感觉心跳加快、微微出汗、轻微疲劳；运动中能说出完整句子，但是不能唱歌。心率会受某些药物或疾病影响，因此建议患者经系统评估后，由医生确定运动目标心率。

运动量：6 000 ~ 7 500 步或平地骑车 5 ~ 8km 或游泳 800 ~ 1 000m 或羽毛球、乒乓球双打 20 ~ 40 分钟或广场舞 30 分钟等。

运动进阶：没有规律运动习惯的老年人可以从每次步行 10 分钟，每天多次运动，累计达到每天 30 ~ 45 分钟的运动量开始，之后再逐渐提高步速，以达到中等强度。

注意事项：①避免在极端天气运动。②最好结伴而行。③运动前后检查足部，穿舒适的鞋袜。④低血糖可能发生在运动过程中，也可能在运动后，应在运动前、后监测血糖；如果在傍晚运动，加测睡前或夜间血糖。运动过程中、运动后或增加运动量时须注意观察有无头晕、心悸、乏力、手抖、出冷汗等低血糖症状，一旦发生，应立即停止运动并及时处理。随身携带个人信息卡、食物和水。应用胰岛素促泌剂（格列美脲、瑞格列奈、那格列奈、格列喹酮、格列齐特等）或胰岛素的患者应该在及时医生指导下调节药物剂量，避免因运动量增加而导致低血糖风险增加。⑤如果出现发热、感冒、腹泻等急症，应暂停运动，待好转后再恢复运动。⑥如果出现胸闷、胸痛、气短、心悸、头晕等不适，应立即停止运动，及时就医。

（三）如何选择适宜的身体活动

老年人应在开始运动前进行健康状况评估：如果已经养成了不少于每周 3 次，每次 30 分钟规律运动的习惯，则可以较安全地开始健步走、骑车、太极拳等有氧运动；如果长期久坐、缺乏体力活动，并且患高血压、血脂异常、糖尿病等多种慢性疾病，则需要全面评估健康状况、运动风险及运动能力，之后再开始规律运动。

总体来说，步行是一种安全、有效的有氧运动方式，大多数老年人可以安全进行，并通过步速来调节运动强度，通过步数来控制运动量，选择不同的步道（平地、坡地等）、增加摆臂或负重来进阶。

抗阻运动可加强老年人肌肉力量，如做俯卧撑或站姿推墙撑加强上肢及躯干肌肉力量，做站桩、坐下起立等动作加强下肢肌肉力量；也可以通过小哑铃（1 ~ 3kg）或弹力带等运动器材进行适度的抗阻练习。

良好的柔韧性和平衡能力对老年患者尤为重要。交替性单脚站立、走直线都是增强平衡能力的有效方法，瑜伽、太极拳、五禽戏和八段锦练习也有助于提高协调性及平衡能力。

老年人适宜的运动

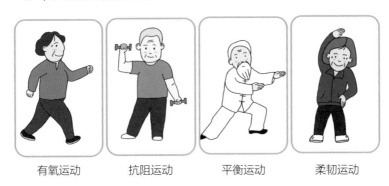

有氧运动　　　　抗阻运动　　　　平衡运动　　　　柔韧运动

（四）运动风险防范

按照合理的运动处方进行运动时，发生运动风险的概率极低，但应量力而行，关注运动中的异常反应，如心悸、头晕、乏力、大汗等表现，若有发生及时停止运动。

整体来说，在低至中等强度的运动中，运动风险发生率很低。老年患者需要有效预防疾病（包括潜在疾病）导致的运动风险。随着年龄增长，血脂异常、高血压、糖尿病、冠心病等心脑血管疾病危险因素增加，动脉粥样硬化逐渐加重，因此老年人需要警惕运动中的心脑血管事件，如心绞痛、心律失常、心搏骤停或脑卒中等。出现这些问题的主要原因有运动前准备活动不足，运动后整理活动不充分，运动强度较大，久坐的老年人突然运动量加大，在过冷或过热的环境中运动或在疲劳状态坚持运动等。老年人除了应该避免以上因素外，在计划开始规律运动前，应请医生全面评估身体状况、用药情况、运动风险及运动能力，结合自身情况逐步开展有计划的运动。

低血糖也是老年人需要预防的运动风险，尤其是应用降糖药物治疗的患者。低血糖的常见表现为严重饥饿感、乏力、心悸、出大汗、烦躁，甚至意识障碍，进食后可缓解。老年人常因为在饥饿状态运动、运动时间过长、饮食限制过于严格或增加运动量而未及时调整降糖药物而诱发低血糖。低血糖可能发生在运动过程中，也可能在运动后。因此，在运动过程中、运动后或增加运动量时，须注意观察有无头晕、心悸、乏力、手抖、出冷汗等低血糖症状，一旦发生，应立即停止运动并及时处理。此外，老年人应随身携带个人信息卡、食物和水。应用胰岛素促泌剂（格列美脲、瑞格列奈、那格列奈、格列喹酮、格列齐特等）或胰岛素的患者应该在医生指导下及时调节药物剂量，避免因运动量增加而导致低血糖风险增加。

常见的运动损伤有肌肉劳损、骨关节损伤、骨折和跌倒等。老年人各项身体功能出现不同程度的减退，动作错误或长时间进行同一种运动都可能增加肌肉劳损、骨关节损伤，因此在运动时应结合个人兴趣爱好选择多种运动方式，并及时纠正错误动作，同时应加强肌肉力量、柔韧性和平衡能力练习，预防跌倒，降低骨折发生风险。

（五）常见运动误区

1. 运动时间越长越有效吗？

运动时间延长会增加运动能量消耗，对于需要控制体重的人有一定益处，但是无限制地延长运动时间，会增加骨关节、肌肉损伤以及低血糖的风险，并且单次运动时间过长不利于培养长期的运动习惯。对于老年人来说，每天累计 30 ~ 60 分钟，每周 5 ~ 7 天的规律运动习惯更重要。

2. 运动强度越大越有效吗？

适度提高运动强度可以提高运动效率，但是久坐、患多种慢性病的老年人应在医生指导下逐步安全增加运动强度，达到中等强度。没有运动习惯的老年人如果进行较大强度的运动，会增加运动中心脑血管事件的发生风险。

3. "动养"不如"静养"吗？

对于一般的慢性疾病，不适宜静养，久坐或卧床 3 天，肌肉就开始出现萎缩，会对机体带来多种不良影响。若老年人出现发热、腹泻、咳嗽等急性状况，需暂缓运动，待健康状况改善或稳定后再逐步恢复运动。

4. "筋长一寸，寿长十年"是真的吗？

"筋"的长短反映了人体的柔韧性。老年人保持适度的柔韧性和关节活动度能够维持良好的身体活动能力，并降低运动损伤的风险。但过度"拉筋"会增加肌肉或肌腱损伤风险，关节活动度过大会降低关节的稳定性，同样会增加运动损伤的风险。因此，"适度"最重要。老年人在进行柔韧性练习时，应避免弹振式拉伸，静态牵拉肌肉、肌腱，感觉紧绷，每个拉伸动作保持 30 秒即可。

5. 老年人不需要抗阻运动吗？

这很显然是错误的。老年人肌肉流失的速度远高于中青年。进行低负荷的抗阻运动，不仅可以预防肌肉流失，还可以有效改善血糖、血压和血脂。

6. 运动可以减少局部脂肪吗？

运动减少脂肪的效果主要是通过增加能量消耗实现的，其作用体现在全身各个部位，并不会因为仅有局部身体参与运动而仅减少局部脂肪。体脂含量较高的人通过中低强度有氧运动增加能量消耗，可以更好地减脂。减脂过程中，腰围作为反映腹腔内脂肪的指标可能会比皮褶厚度（皮下脂肪测量指标）变化更明显。局部运动可改善局部肌肉的外形，使其看起来更"紧致"。

7. 准备活动和整理活动是必需的吗？

这是最常见的运动误区之一。运动前充分的准备活动可以让身体更好地适应运动，运动后的整理活动则有助于预防运动后低血压，减少运动损伤风险等问题。将柔韧性运动和平衡能力练习融入热身与整理活动中，既可以提高身体活动能力，还能够预防多种运动损伤，提高运动安全性。

三　远离烟酒，健康快乐

（一）远离烟草

烟草使用是一个可预防的致死原因。吸烟可损伤几乎所有器官，吸烟者平均寿命会减少 10 年。戒烟什么时候都不晚，越早越好。

核心知识

1. 吸烟可以导致肺癌、口腔和咽部恶性肿瘤、喉癌、食管癌、胃癌、肝癌、胰腺癌、肾癌、膀胱癌和宫颈癌等癌症。吸烟者的吸烟量越大、吸烟年限越长、开始吸烟年龄越小，癌症的发病风险越高。此外，吸烟还可导致慢性阻塞性肺疾病和心脑血管疾病，是冠心病、脑卒中、主动脉瘤和外周血管疾病的主要原因之一，是心脑血管疾病的独立危险因素。

2. 二手烟是指由吸烟者在吸烟过程中吐出的主流烟草烟雾和卷烟或其他可燃吸烟草制品燃烧时散发出的侧流烟草烟雾所组成的弥散于空气中的一种混合物。二手烟同样可引起肺癌等恶性肿瘤、慢性阻塞性肺疾病、心脑血管病等严重疾病，可使非吸烟者的冠心病风险增加 25%～30%，肺癌风险提高 20%～30%。二手烟还可以可危害孕妇、婴儿和儿童的健康，导致新生儿猝死综合征和低出生体重等。

3. 三手烟是指附着在室内物体表面，如墙壁、家具和灰尘颗粒上的残留烟草烟雾，以及从这些三手烟附着污染的物体表面重新释放出来的气体和悬浮颗粒，还包括停止吸烟后，物体表面残留烟雾化合物与室内空气中化合物反应产生的新污染物。三手烟的危害在任何暴露剂量下都可能发生。

4. 戒烟越早越好。

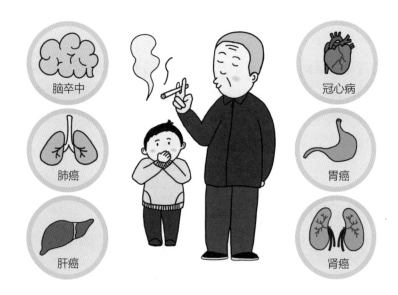

临床实践

1. 立即戒烟。烟草中的尼古丁可促进大脑分泌多巴胺，给吸烟者带来愉悦感，进而成瘾。吸烟者感到有压力、孤独、无聊或生气时，常会通过吸烟来缓解这些不良情绪，这些行为不断被强化，可导致精神依赖，如有的人会不自觉地做出掏烟、点烟的动作等。这些引起造成吸烟成瘾的复杂因素之间相互作用，导致吸烟者很难戒烟，或者戒烟后容易复吸。

下面推荐一些有效的戒烟方法。戒烟的整个过程一般分为思考期、准备期、行动期和维持期。

（1）思考期：首先必须清楚地认识戒烟的原因。一个好的戒烟理由对于成功戒烟非常重要。牢记这个戒烟理由，能够帮助戒烟者增强戒烟决心和信心，并在戒烟过程中抵抗吸烟的诱惑。吸烟者不管何时开始戒烟，都会从戒烟行动中受益。研究表明，即使 60 岁戒烟，也能使预期寿命延长 3 年。

（2）准备期：做好戒烟计划，提前做好充足准备，做到"有备而战"，可以大大提高戒烟成功率。开始戒烟前的准备要点包括：记录 1 周的吸烟习惯，掌握自己的"吸烟特点"；扔掉所有与烟有关的东西，包括烟具等；减少在常去的吸烟场所停留的时间；尽量保持忙碌状态；避免他人在自己面前吸烟；向戒烟成功的人咨询成功经验；确立一个有意义的日子作为自己的戒烟开始日；告诉家人、朋友或同事自己准备戒烟的决定，告诉他们自己要从哪天开始戒烟；回顾自己以往的戒烟经历，从中汲取经验教训；练习拒绝别人递烟的技巧，提前想好如何回答。

（3）行动期：一旦做好充足的戒烟准备，最好在 1～2 周以内开始行动。戒烟开始后，可以根据实际情况不断调整戒烟计划，并在戒烟的过程中继续寻求尽可能多的支持，正确应对戒断症状。

应对戒断症状，首先要有正确的认识。戒断症状在停止吸烟后数小时内就会出现，并且在开始戒烟后的头 2～3 周持续存在，尤其在第 1 周症状最为严重。最强烈的戒断症状通常只会持续 3～5 分钟，之后逐渐减弱。一般情况下，戒烟 2～3 周后戒断症状会基本消失。如果戒断症状持续 3 周以上时间或者程度非常严重，影响正常生活，则需要向医生咨询或使用戒烟药物来辅助戒烟。常见戒断症状及其处理方法如下：

体重增加：戒烟后可能会出现食欲增加，此时可以多吃一些蔬菜、水果，多喝水，切记不要吃巧克力、甜点等高能量的零食。

吸烟的欲望：一些有效的替代行为可有助于摆脱吸烟欲望，如深呼吸、饮水或茶、嚼口香糖、刷牙、洗澡、慢跑等。

易激动、不能平静：可以练习缓慢深呼吸，感觉紧张的肌肉渐渐松弛；散步或其他适度锻炼也有一定的效果。

不能集中精力：停下来休息，放松一下。开始戒烟后，可适当减小工作负荷，释放压力。

头痛：可练习深呼吸，在睡觉时抬高双脚。

疲乏、嗜睡：保证充足睡眠，可以增加午睡，并注意适度锻炼，洗热水澡、用干或湿毛巾擦拭全身。

失眠：避免饮用含咖啡因的饮料，适度锻炼，用温水洗澡；睡前可以在床上阅读或者做一些缓和运动。

暴躁、挫折感或愤怒：暂时离开有压迫感的地方，去散步或锻炼身体；可以跟亲朋好友诉说自己的感受；停下来，闭上眼睛，做深呼吸。

（4）维持期：成功坚持4周不吸烟就进入了戒烟维持期。在此期，最重要的是预防复吸，千万不可放松警惕，吸一支烟就可能导致复吸。

预防复吸的措施包括：提示自己有可能导致复吸的一些危险情景，提前计划好应对措施。远离有可能引起再次吸烟的环境，学会拒绝别人敬烟的技巧，科学处理紧张、压力能够有效防止复吸。在戒烟过程中，重新吸烟是一个很普遍的现象，要保持乐观的态度。偶尔吸一支烟并不意味着本次戒烟失败，不必紧张，关键是要从中获得教训。此时，应调整戒烟计划，找出复吸的原因和有效的应对方法，重新设定一个戒烟日，再次尝试戒烟，回到不吸烟状态。

2. 远离二手烟。在有立法的地区，如果室内办公场所或公共场所有人吸烟，其他人有权进行劝阻。如果吸烟的人不听劝阻，其他人可以向相应单位管理者反映，甚至向政府相关部门投诉，如北京市投诉举报电话号码是12345。目前我国各级政府、各类学校和医疗卫生部门已经开始实施"全面无烟"，如果在这些场所遇到人吸烟，可以采取以上措施。

家庭无烟是家人健康的基础。无烟家庭是指家中的任何人在任何时间、家中的任何位置都不吸烟的家庭，私家车内也不允许吸烟。创建无烟家庭的好处包括：减少家人（特别是儿童）生病；帮助吸烟的家庭成员减少吸烟量或戒烟；为孩子树立行为榜样；让家庭环境更加清洁。创建无烟家庭的步骤包括：告诉家庭成员创建无烟家庭的打算并达成共识；选择一个实施启动日期；扔掉家中（包括私家车中）所有烟具，在门口及家中醒目位置设置无烟家庭标识；告诉亲朋好友，家中禁止吸烟，希望得到他们的理解支持；帮助吸烟家庭成员戒烟，鼓励其在所有室内场所及车内都不吸烟。

（二）远离酒精

"适量饮酒有益健康"是一个错误的观念。酒精的代谢产物乙醛已经被确定为一类致癌物。

核心知识

口腔癌、喉癌、食管癌、肝癌、胃癌、结直肠癌等多种癌症与酒精有明确关系。长期大量饮酒，可以增加出血性脑卒中、原发性高血压、糖尿病以及急性胰腺炎的患病风险。过量饮酒可加速血液循环，损伤胃黏膜，造成糜烂性胃炎和消化性溃疡。酒精可损伤肝脏。此外，交通意外伤害的第一位原因就是酒后驾车。

临床实践

《中国居民膳食指南（2022）》中提出要避免饮酒，如饮酒须适量。不论男女，成年人一天的酒精摄入量不应超过 15g（相当于 450mL 啤酒、150mL 葡萄酒，50g 低度白酒或 25g 高度白酒）。

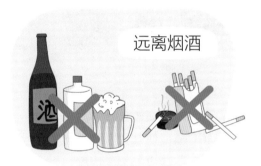

远离烟酒

四　健康心理，健康老年

老年期处于角色变化多发期，角色变化会带给老年人较大的心理压力，甚至造成心理严重不适，从而威胁老年心理健康。

世界卫生组织提出了"积极老年化"的新概念，即最大限度地提高老年人"健康、参与、保障"水平，确保所有人在老龄化过程中能够不断提升生活质量，充分发挥自己体力、社会、精神等方面的潜能，能够按照自己的权利、需求、爱好、能力参与社会活动，并得到充分的保护、照料和保障。"积极"是指老年人（包括下岗退休、患病、残疾者）仍然拥有参与经济活动、政治活动、精神文化活动的潜力、机会、权利，可为社会进步作出力所能及的贡献，同时在需要帮助的时候能够得到社会的保障。通过这种积极主动的态度和方式形成良性循环，提高老年人的生活质量，应对老龄化的挑战。

老年人心理健康应包括性格健全、开朗乐观、情绪稳定、善于调适、社会适应良好5个主要方面。老年人常见的精神问题包括睡眠障碍、阿尔茨海默病、焦虑、抑郁等。

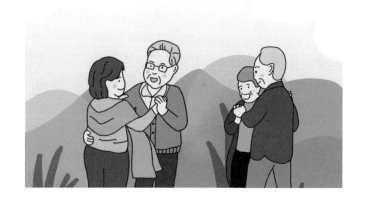

（一）防治睡眠障碍

睡眠障碍是老年人常见的一种临床精神问题。睡眠障碍往往会导致头晕脑胀、疲乏无力、机体抵抗力下降，使其他疾病恶化，甚至诱发严重并发症而危及生命。失眠是威胁老年人身心健康的重要因素。

核心知识

1. 睡眠障碍症状包括：①入睡困难，入睡耗时比平时多1小时以上；②睡眠时间减少；③睡眠浅，易醒，多梦；④早醒，比平时提前醒来1小时以上。

2. 睡眠障碍的成因包括：①老年人随着年龄增长，睡眠结构出现变化，会导致睡眠障碍；②环境改变，如光线、噪声过强；③焦虑、抑郁情绪；④一些药物作用；⑤躯体疾病；⑥不良生活习惯，如过度饮酒、吸烟、晚餐过多或过少。

临床实践

调整生物钟，合理安排睡眠时间；睡觉时身边不放电子设备等措施有助于防治睡眠障碍。

- 晚上上床不宜太晚，也不宜太早，有了睡意才上床。
- 不要逼自己入睡，若上床后超过半小时还不能入睡，可先起床，待有睡意再上床。
- 除睡眠和性生活外，不在床上做其他事情，以形成行为睡眠和床之间的条件反射。
- 早晨按时起床，以维持生物钟的稳定。中午不宜多睡，以 45 分钟左右为宜，不要超过 1 小时。若一晚没睡好，次日不要补觉。
- 睡前不宜从事让人过于兴奋的活动，不宜喝酒，不宜吃难消化的食物。
- 每天多运动，多进行户外活动。
- 如果以上措施不能改善睡眠，可寻求医生帮助。

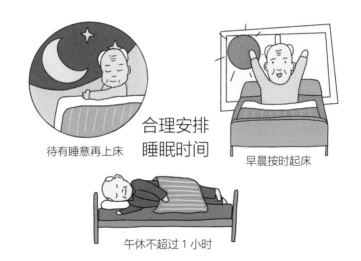

合理安排 睡眠时间

待有睡意再上床

早晨按时起床

午休不超过 1 小时

（二）预防阿尔茨海默病

阿尔茨海默病（俗称老年性痴呆）目前已经成为继心血管病、脑血管病和恶性肿瘤之后，威胁老年人健康甚至生命的第四大杀手。

核心知识

1. 阿尔茨海默病（Alzheimer disease，AD）是一种起病隐匿的进行性发展的神经系统退行性疾病。临床上以记忆障碍、失语、失用、失认、视空间技能损害、执行功能障碍以及人格和行为改变等全面性痴呆表现为特征。65 岁以前发病者，称早老性痴呆；65 岁以后发病者称老年性痴呆。

2. 阿尔茨海默病的真正病因至今不明。目前一般认为阿尔茨海默病是一种神经退化疾病，可能与遗传、头部外伤、抑郁和高血压、高胆固醇、糖尿病、吸烟等有关。

临床实践

一些可能有效预防阿尔茨海默病的方式：①做某些益智活动，如阅读、做图版游戏、做填字游戏、演奏乐器、进行日常社交活动等。②采用地中海饮食：这是以健康、清淡、简单而又营养全面著称的饮食风格，是一种饮食习惯，而不是结构化饮食。其首要特点是摄入足量的水果、蔬菜和全麦谷物，饮食中包含豆类食品、坚果、脱脂牛奶、橄榄油和一些鱼类，以及少量的红肉、盐和碳水化合物。经常食用鱼；适量吃乳制品。③少食用含有高脂肪酸及简单碳水化合物的食物。

可以暂缓或改善症状的方法：①他人的照护；②运动能改善日常生活功能和疾病预后。

（三）远离焦虑

核心知识

1. 老年焦虑障碍往往表现为心烦意乱、注意力不集中、焦虑、紧张、脾气暴躁等。因其症状与其他精神类疾病有类似之处，所以极易混淆。

2. 老年焦虑的发生与遗传、疾病、脑的结构与功能以及社会心理因素有关。

临床实践

老年人焦虑的防治方法：

● 家人给予老年人关注与呵护，耐心倾听老年人的诉说，加强沟通交流，觉察其内在想法、需求。

● 鼓励老年人做一些力所能及的事，转移注意力。

● 进行心理评估治疗，如认知疗法、放松疗法、行为疗法和支持疗法等。

● 情况严重者需要到精神专科医院就诊。

● 使用精神类药物应了解药物的作用及注意事项；家属须保管好药物，并让患者按时服用（可由家属监督）。家属应对治疗树立坚定的信心，用积极向上的心态去感染老年人。

（四）与抑郁障碍共处

老年抑郁障碍是一种较为危险的心理疾病，如果不加以重视，不采取积极、有效的治疗，可能进一步发展，最终导致死亡。根据统计，有超过 1/3 的老年抑郁障碍患者因深度抑郁而自杀或因抑郁使痼疾发作而死亡。

核心知识

老年抑郁障碍在临床较为常见，发病年龄大多在 60 岁以上，以显著的情感障碍为主要临床特点，伴有思维迟缓、意志活动减退、躯体症状、人格解体、现实解体及强迫症状等临床表现。

1. 与其他年龄段的抑郁障碍不同，老年抑郁障碍发病较缓慢，病程较长。

老年人的抑郁发作以情绪低落为核心症状，主要表现为持久的情绪低落，精神面貌与过去明显不同，经常感到悲观、失望，对很多或所有事情丧失兴趣，缺乏愉快感，经常感到疲劳、提不起精神，并且整日忧心忡忡、郁郁寡欢，常自我贬低、自我谴责，认为自己什么事情都做不好。可能伴有不同程度的睡眠障碍、食欲缺乏、体重降低、性欲减退、内疚自责、躯体不适等。

2. 老年抑郁障碍的病因尚不明确，可能与遗传、大脑解剖结构和病理改变、生化和社会心理等因素有关。

临床实践

老年抑郁障碍防治方法：

● 患者应及时向朋友或向专家寻求帮助。抑郁障碍患者往往喜欢有苦自己承受，不信任他人也不愿向他人求助，往往延误治疗。

● 做好日常生活中的小事，如打扫一遍房间、做一道好吃的菜、锻炼身体 30 分钟、洗衣服等，作为成就并记录下来，从而累积成就感，这有助于驱散情绪阴影。

● 多与人沟通、交流。老年人可通过和家人、朋友交流，宣泄情绪，感受他人的关怀与温暖。

● 适度的体育锻炼可以强身健体、纾解心情，对治疗老年抑郁障碍有帮助。

● 保证睡眠质量，可在睡前听舒缓的音乐帮助入睡。

● 积极培养兴趣和爱好，如唱歌、跳舞、下棋、弹奏乐器等，以分散注意力，增加愉悦感，减弱孤独感。

● 家人给予关心和鼓励。家人要多关心老年人的身体和心理状态，经常耐心、温和地沟通交流，使其保持心情愉悦。

● 对于家庭环境改变造成的抑郁，可从根源上解决问题。例如，对于丧偶引起的老年抑郁障碍，可以通过鼓励老年人找新老伴的方式改善现状；对于因常年独居而形成的老年抑郁障碍，可让子女与老年人一起居住。和睦的家庭除了能为老年人提供细致周到的照顾，还有助于监测老年人抑郁症的病情变化，预防自杀行为。

● 患者应遵医嘱，接受规范的药物治疗和心理治疗。用药不但有助于缓解症状，还能预防疾病的复发。

第三部分

老年人常见病防治

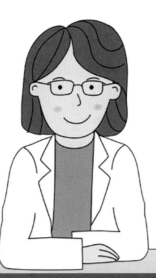

一 糖尿病

糖尿病是一组因胰岛素绝对或相对分泌不足和 / 或胰岛素利用障碍引起的碳水化合物、蛋白质、脂肪代谢紊乱性疾病，以血糖水平升高为主要标志。最新流行病学调查显示，我国老年人的糖尿病患病率为 30.2%，患病人数高达 3 550 万。老年糖尿病患者有低血糖风险高、认知功能差、自我管理能力差、营养不良风险高、更易伴有衰弱、并发症和合并症多的特点，健康状态差异大，血糖个体化管理更加需要关注。

核心知识

1. 老年人糖尿病症状不典型，并发症起病隐匿。
2. 老年人的自身特点决定其需要血糖个体化管理。
3. 老年人应熟知糖尿病自我管理的 6 个方面。
4. 老年人应转变防治观念，做到早发现、早确诊、早达标、早获益。

临床实践

▲ 糖尿病会给老年人带来哪些危害？

糖尿病的危害主要体现在急性并发症、慢性并发症和共患疾病 3 个方面。

（1）急性并发症：低血糖、高血糖危象（包括高血糖高渗昏迷和糖尿病酮症酸中毒）和乳酸酸中毒是常见的严重急性并发症，病情常迅速进展，如不及时处理可能出现严重后果。由于老年人神经反应性减弱，并发症常起病隐匿，一些症状易被忽视导致病情延误，因此需要高度警惕，及时就医。出现出汗、心悸、手抖、乏力、头晕或饥饿症状时，应警惕低血糖；烦渴、恶心、口中呼出烂苹果气味可能提示酮症酸中毒；出现多饮、多尿、心悸、低血压，甚至嗜睡时，需要重视发生高血糖高渗状态的可能性。

（2）慢性并发症：主要包括动脉粥样硬化性心脑血管疾病、糖尿病肾脏病变、糖尿病相关眼病、糖尿病神经病变、糖尿病下肢动脉病变以及糖尿病足等，严重影响老年人的健康。老年患者因并发症就诊才首次确诊糖尿病的现象非常普遍。老年糖尿病患者年龄大、病程长，较非老年患者慢性并发症的发生风险更高，病变更重。因此，糖尿病的早期发现和早期干预，有利于减少或延缓慢性并发症的发生。

（3）共患疾病：如心力衰竭、骨质疏松、肌少症和衰弱、跌倒、认知障碍、精神疾病、肿瘤、睡眠障碍和口腔疾病等，在老年糖尿病患者中多见，可影响生活质量，并对自我管理有负面影响。

▲ 如何确定是否患有糖尿病？

很多老年糖尿病患者没有典型的糖尿病"三多一少"症状（即多饮、多尿、多食和体重下降）。因此，空腹血糖、随机血糖、标准餐或口服葡萄糖耐量试验（oral glucose tolerance test，OGTT）2 小时血糖、糖化血红蛋白检查常是发现糖尿病的线索，也是重要的诊断依据。糖尿病诊断标准为空腹血糖 ≥ 7.0mmol/L（无典型糖尿病症状，择日复查确认），或典型糖尿病症状（多饮、多尿、多食、体重下降）+ 随机血糖或静脉血浆血糖 ≥ 11.1mmol/L，或 OGTT 2 小时血糖 ≥ 11.1mmol/L（无典型糖尿病症状，择日复查确认），或糖化血红蛋白 ≥ 6.5%（表 3-1）。

表 3-1　糖尿病诊断标准

血糖代谢状态	空腹血糖 /(mmol·L^{-1})	OGTT 2 小时血糖 /(mmol·L^{-1})	糖化血红蛋白 /%
正常	< 6.1	< 7.8	< 6.0
空腹血糖受损	≥ 6.1 且 < 7.0	< 7.8	≥ 6.0 且 < 6.5
糖耐量异常	< 7.0	≥ 7.8 且 < 11.1	≥ 6.0 且 < 6.5
糖尿病	≥ 7.0	≥ 11.1	≥ 6.5

需要注意的是，严重感染、心脑血管急性病变、严重创伤、急性胰腺炎等急性情况和导致胰岛素抵抗的内分泌疾病，或应用糖皮质激素、肿瘤化疗药物等可能短期或长期影响血糖水平。

▲ 血糖需要控制到什么目标？

由于老年人的自身特点，过于严格地控制血糖，可能在一定程度上增加低血糖的风险。老年人健康状态差异大，因此个体化的血糖控制目标更为适合。这个目标的实现，需要借助身体状态综合评估。

（1）综合评估是制订个体化目标和治疗方案的基础条件，包含以下五方面：

1）血糖控制水平：包括总体血糖水平（糖化血红蛋白），血糖波动幅度和影响因素，血糖变化特点（空腹还是餐后血糖升高为主，短期还是长期高血糖），影响血糖控制的因素（饮食、运动情况，目前的血糖控制方案），低血糖发生风险等。

2）血糖调节能力：有条件者可进行检测胰岛素水平，结合患病时间长短评估胰岛 β 细胞的功能。

3）是否合并高血压、血脂异常、高尿酸血症和肥胖：定期测量体重、血压、心率，到医院检测空腹血糖、血脂、血尿酸，有条件者可加测肝肾功能、血清白蛋白、电解质和同型半胱氨酸。

4）并发症和脏器功能：借助眼底检查、足部 10g 尼龙丝试验、肾功能测定、颈动脉或下肢动脉血管超声等检查，早期发现并发症的。了解主要脏器功能、营养状况、是否伴有恶性肿瘤等严重疾病情况，评估预期寿命。有条件者应主动接受口腔检查。

5）自我管理水平：从智能和体能、自我约束力、精神状态、听力和视力、日常生活能力等方面了解自我管理水平。

（2）个体化血糖控制目标（表 3-2）的制订：年龄、遗传因素、是否有并发症、疾病阶段、治疗需求、预期寿命、是否使用发生低血糖风险较高的药物等，均影响目标制订。

表 3-2　血糖控制目标

指标	良好控制标准	中间过渡阶段	可接受标准
糖化血红蛋白 /%	≤ 7.0	7.0 ~ 8.0	8.0 ~ 8.5
空腹血糖 / (mmol·L^{-1})	4.4 ~ 7.0	5.0 ~ 7.5	5.0 ~ 8.5
餐后 2 小时血糖 / (mmol·L^{-1})	< 10.0	< 11.1	< 13.9
治疗目标	预防并发症发生	减缓并发症进展	避免高血糖的急性损害
适用条件	适用于新诊断、病程短、低血糖风险低,应用非胰岛素促泌剂类降糖药物治疗为主、自理能力好或有良好辅助生活条件的老年人	适用于预期生存期 > 5 年、中等程度并发症及伴发疾病,有低血糖风险,应用胰岛素促泌剂类降糖药物或以多次胰岛素注射治疗为主、自我管理能力欠佳的老年人。希望在治疗调整中转向良好控制	适用于预期寿命 < 5 年、伴有影响寿命的疾病、从严格控制血糖获益有限、有严重低血糖发生史、反复合并感染、急性心脑血管病变、急性病入院治疗期间、完全丧失自我管理的能力、缺少良好护理的老年人。需避免高血糖造成的直接损害

▲ 糖尿病患者应如何进行自我管理？

（1）主动获取糖尿病防治知识：主动从多种正规渠道获取糖尿病防治相关知识，积极面对。糖尿病虽然不能根治，但是通过积极监测和血糖控制，可以降低急性并发症发生概率，延缓或减轻慢性并发症的发生发展。

（2）在医生指导下制订并实施饮食和运动计划。

1）饮食管理：老年糖尿病患者更易发生营养不良、肌少症和衰弱，应与营养科医生一道对自身营养状态进行评估，制订饮食方案。摄入富含膳食纤维的食物有利于延缓血糖升高，同时增加饱腹感。适量增加优质蛋白质的摄入，制订个体化蛋白质摄入方案。注意适度补充维生素和矿物质。

2）制订运动计划：规律的运动可以改善胰岛素抵抗。但老年人常伴有骨关节病、周围神经病或肌少症等而易跌倒，因此开始运动治疗前，应进行风险评价，并根据心肺耐力、肌肉力量、柔韧性及平衡能力制订个体化运动方案，合理安排运动时间，警惕头晕、心悸、出汗、乏力、手抖等低血糖症状。老年人在身体状况允许的条件下，可以进行低、中等强度的有氧运动，如快走、韵律操、骑自行车、游泳、慢跑等运动。运动强度可通过主观感受粗略评价，如轻微心跳加快、微微出汗、轻微疲劳感，也可以是在运动中能说出完整的句子但不能唱歌。应该注意的是，运动中应不出现胸闷、胸痛、头晕、乏力等不适症状。适当的抗阻运动，如哑铃、弹力带等也适于老年人。下肢肌力训练有助于预防和延缓肌少症。瑜伽、太极拳等可以提高协调性及平衡能力。加强下肢肌力和平衡能力可以降低跌倒风险。

（3）自我监测：记录血糖、血压、脉率、体重，学会分析影响自己血糖变化的因素并与专业医生探讨解决方法。多点或连续血糖监测可为更好地调整降糖治疗方案提供信息，有助于血糖控制。以三餐前（空腹）、三餐后 2 小时及睡前 7 个时间点血糖为标准监测模式，结合每餐摄入食物和餐后运动情况，分析血糖变化影响因素并修正不利于血糖控制的生活习惯。根据血糖控制情况和自我管理能力、治疗需求，可采取多种组合（如三餐前＋晚睡前，非同日轮换进行不同餐前和餐后 2 小时配对血糖监测）；若有需要，可在凌晨 2 - 3 时加测血糖或使用 24 小时连续血糖监测仪等。此外，每 3 个月左右测定一次糖化血红蛋白，了解总体血糖控制情况。

（4）了解治疗药物的疗效特点、不良反应、服药方式，认真按时、按量服用药物，不随意停药。目前常用的降糖药物有二甲双胍、α- 糖苷酶抑制剂、噻唑烷二酮类、钠 - 葡萄糖协同转运蛋白 2（sodium-glucose cotransporter 2,

SGLT-2）抑制剂、肠促胰素类 [胰高糖素样肽 -1 受体激动剂（glucagon-like peptide 1 receptor agonist，GLP-1RA）和二肽基肽酶 4 抑制剂（dipeptidyl peptidase 4 inhibiter，DPP-4i）]、胰岛素促泌剂和胰岛素制剂。降糖药物各有其特点，作用机制均有其局限性，患者应当在专业医生指导下坚持使用药物，并根据病情变化及时与医生沟通调整药物治疗方案，不随意停药。

（5）定期进行总体代谢指标检查并评估并发症和脏器功能。学习心脑血管病变危急情况和低血糖的自我救治方法。

（6）定期进行老年退行性变的自我评估和预防，维护智力和体力。

老年人防治糖尿病需要转变观念。有家族史、腹型肥胖、高血压、高脂血症、高胰岛素血症等糖尿病高危人群，应提高警惕，积极坚持健康的生活方式，定期监测血糖，使疾病得到早发现。联合空腹血糖、餐后 2 小时血糖、随机血糖和糖化血红蛋白或 OGTT 进行糖尿病筛查，有助于尽早确诊，尽早开始生活方式干预，及时采用降糖药物治疗，适时启动胰岛素治疗。当空腹血糖超过 6.1mmol/L 或餐后 2 小时血糖超过 7.8mmol/L 或糖化血红蛋白超过 6.0% 时，应开始在医生指导下进行治疗性生活方式干预。如果经过生活方式干预，血糖仍有上升趋势，则应该考虑开始药物治疗。血糖和其他代谢相关指标早达标，使多重心血管危险因素得到综合控制，能够让老年人尽早获益。

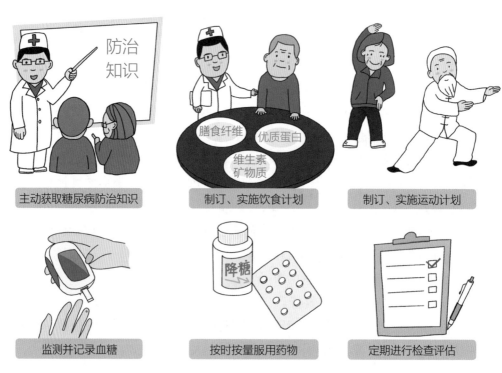

主动获取糖尿病防治知识　　制订、实施饮食计划　　制订、实施运动计划

监测并记录血糖　　按时按量服用药物　　定期进行检查评估

二 高血压

血管内血液对血管壁造成的侧压力就是血压，动脉内血压持续高于正常水平就是高血压。

高血压是我国老年人的常见疾病，是导致冠心病、心肌梗死、脑梗死、脑出血、肾功能不全的主要原因之一。控制高血压可以显著降低这些疾病的发生风险。

核心知识

1. 安静休息时，3 次（非同一天）血压值 ≥ 140/90mmHg，即可诊断高血压。

2. 即使无任何不适症状，也应积极治疗高血压。长期高血压会对心脑肾等重要器官造成潜在危害。

3. 高血压的治疗包括非药物治疗和药物治疗。

4. 药物治疗应在医生指导下进行，根据血压变化调整降压药剂量和种类，不宜盲目停药或频繁换药。

临床实践

▲ 如何诊断高血压？

高血压的诊断主要是根据安静休息时的血压值，血压 ≥ 140/90mmHg 即可诊断高血压。其中 140mmHg 为收缩压，俗称高压；90mmHg 为舒张压，俗称低压。收缩压升高 ≥ 140mmHg，舒张压 < 90mmHg，为单纯性收缩期高血压。一般需要以在非同一天测量 3 次以上的血压值作为诊断依据，偶尔一次血压升高不能诊断高血压。

▲ 哪些人容易患高血压？

在我国，北方地区（尤其是华北和东北地区）高血压的患病率较高。男性患病率高于女性。高血压的患病率随着年龄增长而增加，尤其 75 岁以上人群患病率较高。有高血压家族史的人更易得高血压。高盐饮食、吸烟、超重、长期从事精神紧张工作者更容易患高血压。

▲ 高血压有哪些常见症状？

高血压的常见症状有头晕、头痛、颈后部疼痛、心悸等，也可表现为失眠、健忘、注意力不集中，少数人可能出现视物模糊、鼻出血等。部分人无任何不适症状，仅在偶然测血压时发现血压升高。

▲ **长期高血压的危害有哪些？**

部分人血压升高没有特别的不舒服，认为血压升高不需要治疗，其实不然，血管长期处于高压力状态，就会像橡胶管老化一样逐渐僵硬、失去弹性，最终导致全身血管病变，发生心脑血管事件。不积极治疗高血压，会对心脑肾等重要器官造成潜在危害。因此，应重视降压治疗。

▲ **发现高血压后需要做哪些检查？**

发现高血压后，除了监测血压外，还要去医院进行全面检查，了解心、脑、肾、眼底等的受影响情况；如果血压持续处于较高水平，规律服用多种药物仍然控制不好，则需要去医院做检查，排除继发性高血压的可能。

▲ **高血压的非药物治疗措施有哪些？**

改变不健康的生活方式是防治高血压的重要且有效的措施，主要包括：

（1）少吃盐：建议使用限盐勺，每天钠盐的摄入量应在 6g 以下。注意，不但要减少烹调用盐，还要减少味精、酱油等含钠盐的调味品用量，少吃或不吃含钠盐较多的各类加工食品，如咸菜、火腿、香肠。

（2）多吃新鲜蔬菜水果，适量饮奶，少吃糖类及胆固醇含量高的食物，限制动物内脏、动物脂肪、奶油等的摄入。

（3）限制饮酒：不酗酒，每天摄入酒精量男性不超过 25g，女性不超过 15g。

（4）适当减轻体重：保持体重指数（BMI）< $25.0kg/m^2$。注意，老年人过度、过快减轻体重可能影响生活质量，甚至因免疫力降低而发生其他疾病，因此要适度逐渐减轻体重而非短期内过度降低体重。

（5）加强运动：坚持每周 3 ~ 5 天、每天 30 分钟的规律有氧运动，根据自身情况选择合适的运动方式，可以进行走路、慢跑、打太极拳、游泳等项目。

（6）减轻精神压力，保持心理健康。

▲ **高血压的药物治疗有哪些？**

经过生活方式改变血压仍然较高者应该采取药物降压治疗。常用的口服降压药物包括利尿剂、钙通道阻滞剂、血管紧张素转换酶抑制剂、血管紧张素 II 受体阻滞剂及 β- 受体阻滞剂。不同降压药物各有特点，应根据血压水平、合并疾病、肝肾功能状态选择合适的药物治疗。

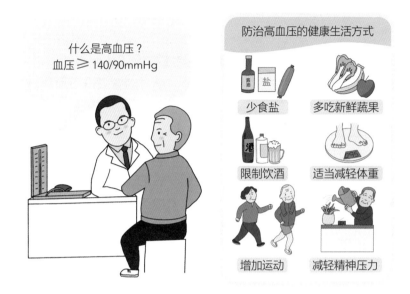

什么是高血压？
血压 ≥ 140/90mmHg

防治高血压的健康生活方式

少食盐　　多吃新鲜蔬果

限制饮酒　　适当减轻体重

增加运动　　减轻精神压力

▲ 高血压治疗过程中应该注意什么？

高血压患者通常需要终身服用降压药物，即使血压降到正常水平也不宜停药；药物治疗应从小剂量开始，根据血压逐步调整药物剂量；降压疗效不佳或血压波动明显时，可以在医生指导下根据血压变化调整降压药剂量和种类。不提倡频繁换药，如果用药 2～3 周后降压效果不理想，可在医生指导下增加剂量、加用或换用其他药物。

▲ 高血压的治疗目标是什么？

65 岁及以上老年人推荐血压控制目标为 < 150/90mmHg，若能够耐受可降低至 140/90mmHg 以下。应根据个体情况进行个体化血压控制目标调整。在治疗过程中，应注意监测血压变化以及有无头晕等心、脑、肾灌注不足的临床表现，避免血压过低。应平稳降压，逐渐达标，避免血压过快降低。

▲ 高血压治疗中如何进行血压监测？

高血压治疗中应密切监测血压变化水平。除在医院测量血压外，鼓励患者在家中自行监测血压，血压波动明显时还要进行动态血压监测。

在不同时间测量血压获得的结果往往不同，有时差异相当大，这可能与个体血压波动、外界环境因素或测量误差有关。老年人对寒冷的适应能力和对血压的调控能力差，常出现季节性血压波动，血压在冬天往往比在夏天高。正常血压呈昼夜性波动，上下午各有一个高峰，夜间血压下降。老年人常存在血压昼夜节律异常，在家中规律量血压，详细记录每次测量的收缩压、舒张压、日期和具体时间，并告知医生，有利于医生全面了解病情，及时调整降压治疗方案，争取满意疗效。

▲ **如何选择家用血压计，测量血压时要注意什么？**

常用的血压计有水银柱式和电子式两种。全自动臂式电子血压计更适合家庭使用。

测量时应取坐位，先保持 5 ~ 10 分钟安静状态后再进行测量；测量血压时，被测者不要说话，不要移动手臂或身体。需连续测量时，应松开袖带使手臂休息 3 分钟左右再进行测量。血压受吸烟、酒精、含咖啡因饮料及情绪激动等因素影响而发生变化，测量血压时要避免上述因素的影响。

三　慢性阻塞性肺疾病

慢性阻塞性肺疾病（简称慢阻肺）是最常见的慢性气道疾病，也是一种可以预防和治疗的疾病。"中国成人肺部健康研究"调查结果显示，我国 20 岁及以上成人慢阻肺患病率为 8.6%，40 岁以上人群患病率高达 13.7%。全球慢阻肺疾病创议（Global Initiative for Chronic Obstructive Lung Disease，GOLD）组织将每年 11 月第 3 周的周三设立为世界慢阻肺疾病日。2002 年 11 月 20 日首个世界慢阻肺疾病日的主题为"提高疾病知晓度"，提出的口号是"为生命呼吸"，目的在于提高公众对慢阻肺作为全球性健康问题的了解和重视程度。

⊚核心知识

1. 慢阻肺是最常见的慢性气道疾病，严重危害人类健康并影响生命质量，是导致死亡的重要疾病之一。吸烟是慢阻肺最重要的环境致病因素。

2. 慢阻肺的主要症状是慢性咳嗽、咳痰和呼吸困难。

3. 肺功能检查是慢阻肺诊断的"金标准"，也是评价严重程度、监测疾病进展、评估预后及治疗反应最常用的指标。

4. 通过戒烟、规律用药以及康复训练，慢阻肺的症状可以得到有效缓解和控制。

5. 慢阻肺的治疗需要持续终身。通过有效管理，患者可以保持相对较高的生活质量。

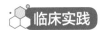
临床实践

▲ 慢阻肺有什么特点?

慢阻肺是以进行性、不可逆性气道阻塞为特征的疾病,其主要表现为气道慢性炎症以及进行性气流受限,久之可演变成肺心病,还可能累及全身各系统,给个人、家庭和社会带来许多不良影响。

▲ 慢阻肺有哪些病因及危险因素?

慢阻肺与暴露于有害颗粒或气体显著相关。吸烟是慢阻肺最重要的环境致病因素。与非吸烟者比较,吸烟者的肺功能异常发生率较高,死亡风险较高。被动吸烟也可能导致慢阻肺的发生。使用生物燃料(如柴草、煤炭和动物粪便等)、空气污染、职业性粉尘(如煤尘、棉尘等)暴露、反复呼吸道感染也是重要的环境致病因素。临床上可见慢阻肺家族聚集患病的现象。研究表明,慢阻肺有遗传易感性,已发现 82 个与慢阻肺有关的基因位点。

▲ 慢阻肺的主要症状有哪些?

慢阻肺的主要症状是慢性咳嗽、咳痰和呼吸困难。咳嗽症状常迁延多年,多伴白色黏痰,常于早晨起床时剧烈阵咳,咳出较多黏痰后症状缓解;急性加重时痰色转黄且不易咳出。活动后呼吸困难是慢阻肺的标志性症状。早期仅在劳力时出现气短或呼吸困难,之后逐渐加重,严重时日常活动甚至休息时也感到呼吸困难。需要注意的是,由于肺有较强的代偿功能,早期的慢阻肺往往比较隐匿,患者可以没有明显症状。

此外,当并发心脏损害(肺心病)时,患者可出现食欲缺乏、腹胀、下肢(或全身)水肿等表现。若并发呼吸衰竭、二氧化碳在体内严重蓄积,患者还

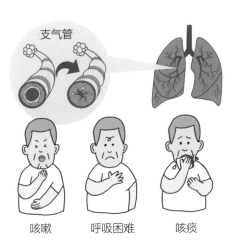

咳嗽　　　呼吸困难　　　咳痰

会出现脑功能下降，甚至昏迷。

▲ 如何诊断慢阻肺？

肺功能检查是慢阻肺诊断的"金标准"，也是评价严重程度、监测疾病进展、评估预后及治疗反应的最常用指标。肺功能检查简单、无创，受试者通过口件努力呼出肺内所有可能呼出的气体，与口腔相连的肺量仪将得到至少两项重要参数——第 1 秒用力呼气容积（forced expiratory volume in one second，FEV_1）和用力肺活量（forced vital capacity，FVC），分别代表在第一秒及整个呼气过程中所能呼出的气体量。若 $FEV_1/FVC < 0.7$，则支持慢阻肺的诊断。FEV_1 占预计值（根据年龄、性别、身高、种族推算）的百分比可以反映气流受限的程度，即慢阻肺的严重程度。医生通常还会关注另一个肺功能参数——一氧化碳弥散量（diffusion capacity of carbon monoxide of lung，DL_{co}），它反映肺脏进行氧及二氧化碳交换的能力。

胸部高分辨率计算机断层扫描（computer tomography，CT）对识别肺气肿以及确定肺大疱的大小和数量，有较高的敏感度和特异度，多用于鉴别诊断和治疗前评估，对预测肺大疱切除或外科减容手术等的效果有一定价值。高分辨率 CT 有助于慢阻肺的早期诊断和评估，可作为常规肺功能检查的补充甚至替代，特别适用于不能完成常规肺功能检查的患者（如体弱、失聪、痴呆）。

▲ 慢阻肺是很严重的疾病吗？

慢阻肺严重危害人类健康并影响生命质量，是导致死亡的重要疾病之一。根据全球疾病负担调查，慢阻肺是世界第 3 大致死原因，仅次于心脏病、脑血管病。世界卫生组织（WHO）关于病死率和死因的最新预测数字显示，随着发展中国家吸烟率的升高和高收入国家人口老龄化加剧，慢阻肺的患病率在未来 40 年将继续上升，预测至 2060 年死于慢阻肺及其相关疾病人数将超过 540 万人 / 年。因此，《健康中国行动（2019—2030 年）》已将慢阻肺列为重点防治疾病。

▲ 慢阻肺如何治疗？

对于所有吸烟慢阻肺患者，戒烟是首要干预措施。应该强烈鼓励和支持所有吸烟者戒烟。药物治疗和行为支持相结合可以提高戒烟成功率。

支气管舒张剂是治疗慢阻肺的基石，通过松弛气道平滑肌，扩张支气管，改善气流受限，从而缓解气促、增加运动耐力、改善肺功能和降低急性加重风险。与口服药物相比，吸入制剂的疗效和安全性更优。联合应用不同作用机制及作用时间的药物可以增强支气管舒张作用，更好改善患者的肺功能与健康状况，并且通常不增加不良反应。部分稳定期患者需要在使用支气管舒张剂基础上加用吸入糖皮质激素，以控制气道炎症。合并呼吸道感染时，要及时、规范地应用抗感染药物。

疫苗接种是预防相应病原体感染的有效治疗手段，有助于降低慢阻肺的严重程度和病死率。对于慢阻肺患者，尤其是 65 岁以上者，推荐每年接种流感疫苗和每 5 年接种肺炎球菌疫苗。建议青春期未接种百白破三联疫苗的慢阻肺患者补接种，预防百日咳、破伤风和白喉的发生，并建议 50 岁及以上慢阻肺患者接种带状疱疹疫苗。

呼吸康复治疗可帮助患者减轻呼吸困难症状、提高运动耐力、改善生活质量、减轻焦虑和抑郁症状、减少急性加重后 4 周内的再住院风险。规律的运动训练是呼吸康复的核心内容。快走、慢跑、游泳、打球等有氧训练可增强耐力；哑铃、深蹲、俯卧撑等阻抗训练可增加力量；太极拳、八段锦、瑜伽等平衡柔韧训练可提高柔韧性，对于预防运动损伤、扩大关节活动范围有重要作用；缩唇呼吸、腹式呼吸及呼吸肌耐力训练是主要的呼吸肌训练方式。

对于发展到慢性呼吸衰竭的患者，进行长期氧疗以及家庭无创通气（呼吸机治疗）可以改善症状、降低住院需求和病死率。

部分患者通过内科介入或外科手术减少肺容积，改善肺、胸壁和呼吸肌力学特征，能改善肺功能、呼吸困难、运动能力和生活质量。对于经过积极、充分的内科治疗（包括戒烟、充分的支气管舒张剂及激素吸入、康复锻炼、长期氧疗等）无法阻止疾病进展，不适合肺减容术或肺减容术后疾病进展的患者，可考虑行肺移植手术。

▲ 慢阻肺可以治愈吗？

通过戒烟、规律用药以及康复训练，慢阻肺的症状可以得到有效的缓解和控制。但持续炎症导致肺脏的破坏持续进展，无法恢复正常。因此，慢阻肺的治疗需要持续终身。但患者可以通过有效管理，保持相对较高的生活质量。

四 冠心病

心脏负责供应人体各部位的血液。同时，心脏本身也需要足够的血液供应才能正常运转。给心脏供血的血管叫作冠状动脉。因各种原因引起冠状动脉管壁形成粥样硬化斑块，称为冠状动脉粥样硬化。当冠状动脉粥样硬化病变导致冠状动脉血管管腔狭窄或阻塞，造成心肌缺血、缺氧或坏死，称为冠状动脉粥样硬化性心脏病，也就是我们常说的冠心病。

核心知识

1. 具有多种心血管疾病危险因素的人群更容易患冠心病。通过积极改善生活方式去除危险因素、治疗相关危险因素疾病，能够有效降低冠心病发生及发展的概率。

2. 老年人冠心病症状常不典型。

3. 怀疑患冠心病时，应及时就医，进行相关检查。

4. 冠心病需要长期综合管理，即使症状好转也需坚持治疗；药物治疗是冠心病病情控制的基础，应遵医嘱进行。

临床实践

▲ **哪些人群容易患冠心病？**

具有多种心血管疾病危险因素的人群更容易患冠心病。通过积极改善生活方式去除危险因素、治疗相关危险因素疾病，能够有效降低冠心病发生及发展的概率。

（1）冠心病传统危险因素

增龄：年龄增长会增加动脉损伤和狭窄的风险。

性别：通常，男性患冠心病风险更高，绝经后女性患冠心病风险增加。

遗传因素：心脏病家族史，尤其是早发心脏病家族史，与冠心病高风险相关。

吸烟（包括二手烟）：吸烟者患冠心病的风险显著增加。

高血压：血压控制不佳会导致动脉硬化和血管壁变厚，引起血流经过的管腔缩小。

血脂异常：①低密度脂蛋白胆固醇通常被称为"坏胆固醇"，高密度脂蛋白胆固醇通常被称为"好胆固醇"。"坏胆固醇"升高或"好胆固醇"降低都会增加动脉粥样硬化风险。②甘油三酯是血液中的一种脂肪，高水平甘油三酯可能会增加冠心病风险。

糖尿病：又被称为冠心病的等危症，与冠心病风险增加有关。

超重或肥胖：体重增加通常会加重高血压、高血糖、高血脂等危险因素。

精神压力：精神压力大可能会损害动脉，增加冠心病风险。

不健康饮食：大量食用饱和脂肪酸、反式脂肪酸、盐、糖等食物会增加冠心病风险。

大量饮酒：可加重冠心病其他危险因素，还会导致心肌损伤。

（2）冠心病"新"危险因素：随着研究进展，学者们还发现了一些"新"的危险因素。

睡眠呼吸暂停：发作时常伴随血氧饱和度下降，会使血压升高，心血管系统紧张。

高敏C反应蛋白：随着冠状动脉变窄，血液中高敏C反应蛋白会增多。

同型半胱氨酸：高水平同型半胱氨酸可能会增加冠心病风险。

自身免疫系统疾病：如类风湿性关节炎、狼疮、血管炎等，可以增加动脉粥样硬化风险。

子痫或子痫前期：女性如果在妊娠期间发生过子痫或子痫前期，可能会增加生命后期患心脏病的风险。

▲ 什么症状提示可能患了冠心病？

冠心病早期可能没有任何症状，随着疾病进展，最常见的症状为胸痛（心绞痛），也可能出现心悸、呼吸短促等。

点状、针刺样、触电样的锐痛或局部压痛一般不是心绞痛。典型的心绞痛通常由体力活动（如爬楼梯、骑自行车、上坡等）或情绪激动引发，寒冷、吸烟、饱餐等也可以诱发心绞痛。患者可能感到胸部压迫、紧缩、憋闷、烧灼等不适，通常发生在胸部中间或左侧，范围巴掌大小，界限不清，有时疼痛可向左肩、左上肢放射，有时伴呼吸短促或大汗。典型的心绞痛全过程一般3~5分钟，严重发作可达10~15分钟，症状发作由轻到重，消除诱因或含服硝酸甘油后常在1~5分钟缓解，一般不超过10分钟。

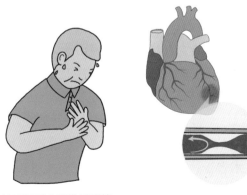

心绞痛是冠心病常见症状

有些冠心病患者，尤其是老年人，心绞痛表现不典型。有些以牙痛、头痛或上腹痛为主；有的诱因不典型、多变，有时与劳力有关，有时又无关；有时仅表现为呼吸困难而无疼痛；有时持续时间长达数十分钟。这些不典型症状难以肯定或否定冠心病的诊断，患者应及时到医院进一步检查。

▲ 怀疑患冠心病时需要做什么检查？

（1）血液检查：包括胆固醇、甘油三酯、血糖、脂蛋白等危险因素的评估，以及心肌损伤标志物及各种炎症标志物。其中，心肌损伤标志物包括心肌肌钙蛋白 I（troponin I，TnI）和肌钙蛋白 T（troponin T，TnT）以及肌酸激酶 MB 同工酶（creatine kinase-MB，CK-MB），是心肌细胞坏死的特异性标志。

（2）心电图检查：相应的 ST-T 改变及 Q 波的形态可在一定程度上反映各冠状动脉供血区的心肌缺血情况。心电图检查没有创伤，操作简单，是诊断冠心病时必做的检查项目。但是，心电图诊断冠心病的敏感性和特异性有限，部分心肌缺血患者并不一定出现相应的心电图改变，而心电图异常也不一定都是冠心病。

（3）24 小时动态心电图（Holter）检查：可连续记录心电活动情况，有助于观察心肌缺血的发作频率、持续时间以及心率变化、心律失常等。

（4）心脏负荷试验：由于冠状动脉有强大的储备能力，有些冠心病患者即使存在严重冠状动脉病变，日常生活中也没有明显心肌缺血症状，但当进行体力活动或其他原因增加心脏负荷时，血液供应不能相应增加，就会导致心肌缺血，出现临床症状。对于静息心电图正常的患者，运动心电图、运动核素或超声负荷试验有助于发现冠状动脉病变；在某些情况下，比如患者不能运动，可以使用药物刺激心脏，进行药物负荷试验。

（5）超声心动图检查：严重的心肌缺血或心肌坏死可以导致心脏功能（尤其心肌收缩功能）障碍。心脏超声心动图检查可以用来了解心脏的结构和运动情况，发现因缺血导致的节段性室壁运动障碍等冠心病特征性改变。

（6）冠状动脉 CT：有助于发现冠状动脉病变，对明确或排除冠心病有诊断价值，是目前临床常用的诊断冠心病的无创检查手段，但对于严重钙化病变以及支架植入术后患者的评估还有局限性。

（7）冠状动脉造影：可以清楚地显示冠状动脉病变的部位、范围以及严重程度，是诊断冠心病的"金标准"。目前冠状动脉造影技术非常成熟，若医院具备相应的设备，术者受过良好的训练，冠状动脉造影是比较安全的检查手段。但肾功能不全、有造影剂过敏者应谨慎。

▲ 冠心病怎么治疗？

（1）稳定期治疗：包括日常生活管理、药物治疗及手术治疗三大部分。

1）日常生活管理：冠心病患者应针对冠心病的危险因素及诱发原因，进行良好的日常生活管理，包括戒烟、限酒，适量运动，均衡健康饮食，控制体重，控制血压、血脂、血糖水平，管理压力，参加心脏康复治疗等。

2）药物治疗：药物治疗是冠心病病情控制的基础，患者应遵医嘱坚持长期服药，控制缺血症状，降低心肌梗死和死亡的发生概率。由于个体差异大，患者应在医生指导下依据个人情况选择最合适的药物治疗方案。常用的冠心病治疗药物及其功效见表 3-3。

表 3-3　常用冠心病治疗药物及其功效

分类		常用药物	功效
抗血小板药物	环氧化酶抑制剂	阿司匹林	抗血小板凝聚,防止血栓形成
	P2Y12 受体拮抗剂	氯吡格雷、替格瑞洛	
抗心肌缺血药物	硝酸酯类药物	硝酸甘油、硝酸异山梨酯、单硝酸异山梨酯、尼可地尔	减少心肌耗氧量,扩张冠状动脉,增加冠状动脉血流,缓解心肌缺血
	β 受体阻滞剂	美托洛尔、比索洛尔、艾司洛尔	
	钙通道拮抗剂	地尔硫䓬、维拉帕米、非洛地平、氨氯地平	
抗凝药物		低分子量肝素、肝素	预防血栓形成,主要用于治疗急性心肌梗死和不稳定型心绞痛
溶栓药物		尿激酶、组织型纤维蛋白溶酶原激活剂等	对于 ST 段抬高的急性心肌梗死,可以选择溶栓治疗,开通闭塞的血管
血管紧张素转化酶抑制剂 /血管紧张素受体拮抗剂		培哚普利、福辛普利、缬沙坦、氯沙坦、坎地沙坦等	逆转左室肥厚,改善血管内皮功能,影响心肌重塑,降低交感神经活性
他汀类药物		阿托伐他汀、瑞舒伐他汀、匹伐他汀、辛伐他汀、氟伐他汀、洛伐他汀、普伐他汀等	稳定甚至逆转动脉斑块,防止斑块破裂、出血、血栓形成等

分类	常用药物	功效
改善代谢药物	曲美他嗪	调节心肌能源底物,优化心肌代谢,增加三磷酸腺苷产生,改善心肌缺血及心功能,缓解心绞痛症状

3）手术治疗：主要为了冠状动脉血运重建，包括经皮冠状动脉介入治疗（percutaneous coronary intervention，PCI）和冠状动脉旁路移植术（cardiac artery bypass graft，CABG）。

经皮冠状动脉介入治疗是将一根细长的导管插入冠状动脉开口，带有球囊的导丝从导管中穿过，到达冠状动脉狭窄部位，球囊膨胀，挤压动脉壁上的斑块，然后置入支架，完成对狭窄冠状动脉的机械支撑。支架包括裸金属支架、药物洗脱支架和生物可吸收支架，医生会根据患者的具体情况选择适合病变的支架。

冠状动脉旁路移植术也就是通常所说的搭桥手术。医生使用患者身体其他部位的血管（如乳内动脉、大隐静脉）作为"桥血管"，绕过狭窄或闭塞的冠状动脉，多用于冠状动脉多支病变或严重冠状动脉狭窄的情况。

（2）急性期治疗：原则是保证休息、密切监护、及时就医。

稳定型心绞痛患者在发作时应立刻休息。一般在停止活动后，症状可逐渐消失，较重的发作可使用硝酸酯类药物缓解症状。如果症状持续不能缓解，需警惕心肌梗死或更严重的情况发生，应尽快就医，由专业人员评估病情并决定下一步治疗方案。

▲ 冠心病患者日常生活小贴士

（1）冠心病患者日常应注意哪些问题？

对于已经明确诊断的冠心病患者，建议：①随身携带硝酸甘油或速效救心丸或复方丹参滴丸等应急药物；②注意自我调理，避免剧烈情绪波动及剧烈运动；③保证饮水量，饮食以低脂肪、高膳食纤维、高维生素、低能量的食物为主，避免过饱及不规律；④严寒及炎热天气时加强自我保护。

（2）心绞痛发作了怎么办？

心绞痛急性发作时，患者应立即停止活动，坐下或躺下，舌下含服硝酸甘油；若连续含服2次硝酸甘油或超过30分钟症状仍不缓解，及时就医；若胸痛症状持续不缓解，应想到发生急性心肌梗死的可能，须拨打急救电话，及时就医。

（3）冠心病患者可以运动吗？

主要以有氧代谢形式进行能量代谢的运动称为有氧运动。冠心病患者可根据个体情况选择走步、慢跑、太极拳、骑自行车、游泳等有氧运动项目。需要注意的是，患者在疾病不稳定或急性期不宜进行运动锻炼，若有需要可在康复医师指导下进行康复锻炼。

（4）冠心病患者病情好转就可以停药吗？

冠心病患者需要坚持长期综合治疗，即使症状好转，也需坚持治疗；并且，治疗方案的调整需要在专业医师指导下，切忌患者自行增减药物。

五　肌少症与骨质疏松症

肌肉减少症（简称肌少症）和骨质疏松症是老年人常见的慢性肌肉骨骼系统疾病（两者相伴出现称为活动障碍综合征），发生率均随年龄增长而增加，可使老年人易发生跌倒和骨折，是导致老年人残疾、死亡的主要原因之一。

核心知识

1. 老年人肌少症与骨质疏松发生率高。
2. 肌少症与骨质疏松对老年人身心健康影响巨大。
3. 对于肌少症和骨质疏松，重在预防和干预。

临床实践

▲ 什么是肌少症？

肌少症的通俗理解就是肌肉的减少。但是，医学上所说的肌少症不仅是肌肉减少，还包括随着年龄增长，骨骼肌质量降低、功能减退。肌肉质量和力量减少是人体老化的显著表现之一，这个过程不可避免。人体的肌肉量在 40 岁时会达到最高峰，如果不进行干预，此后肌肉量会逐渐减少，60 岁之后加速流失，70 岁时人体肌肉质量约下降 40%。肌少症其实是一种常见的疾病，在我国 60 岁以上老年人中发病率为 6.8% ~ 18.5%，在 80 岁以上老年人中可高达 67.1%。年龄越大，肌少症患病率越高，伴随的疾病也越严重。

▲ 什么是骨质疏松？

通俗地讲，骨质疏松就是骨骼密度下降导致骨骼变得疏松、脆弱的现象。在医学上，骨质疏松是一种以骨量减少、骨组织微结构损坏，导致骨脆性增加、易发生骨折为特征的全身性骨病。据统计，超过 30% 老年人骨折与骨质疏松有关。我国 60 岁以上老年人中，骨质疏松的总体患病率为 36%（男性为23%，女性为 49%）。

▲ 为什么老年人容易患肌少症和骨质疏松？

除了增龄相关代谢、激素水平变化外，营养缺乏和运动不足是老年人肌少症和骨质疏松的重要原因。老年人往往有比较多的慢性病，如心力衰竭、慢性阻塞性肺疾病、慢性肾衰竭等，可导致食欲减退和消化不良；老年人常见的心理障碍和认知功能减退也会导致摄食量下降。蛋白质摄入不足，肌肉合成原料不足，会导致肌肉含量减少；钙和维生素 D 摄入不足、吸收减少，会导致骨量减少。

老年人活动能力下降、活动减少也是引起肌少症的重要因素。静坐，甚至卧床为主的生活方式，可使肌肉合成减少，会影响肌肉含量，增加骨质流失。另外，慢性炎症性疾病、糖尿病、肿瘤等疾病或长期服用糖皮质激素，也会导致肌肉减少和骨质流失。

▲ 肌少症和骨质疏松对老年人有哪些影响？

肌少症和骨质疏松可使老年人活动能力下降，坐立、行走、举物等日常活动完成困难，逐步发展到步履蹒跚、下床困难、不能直立等。

骨质疏松会导致疼痛，如不明原因的腰背酸痛或周身酸痛，严重时导致翻身、起坐及行走困难；还可导致脊柱变形，严重者可出现驼背和身材变矮；最严重的结果是脆性骨折，即无外伤或轻微外伤情况下即可发生骨折，如从站高或小于站高的高度跌倒即出现骨折。

肌少症常与骨质疏松并存，导致身体平衡能力下降，使老年人易发生跌倒和骨折，继而失能、死亡等。例如，老年人因肌少症引起跌倒，可发生髋部骨折，造成长期卧床，继而出现肺部感染、下肢静脉血栓、褥疮等一系列并发症，严重危害健康，最终丧失独立生活能力，增加社会和家庭的照料负担和医疗花费。

▲ 如何早期发现肌少症？

老年人如果出现以下情况，需要警惕肌少症：①体力下降，明显力不从心，活动困难；②反复跌倒；③无明显原因的体重下降；④步速变慢；⑤存在糖尿病、慢性心力衰竭、慢性阻塞性肺疾病、慢性肾病、关节炎和肿瘤等慢性疾病。

简易五项（SARC-F）问卷（表 3-4）可用于肌少症自我筛查。该问卷包含 5 项内容，得分范围为 0 ~ 10 分，分数越高肌少症的风险越高，总分 ≥ 4 分为筛查阳性，建议到肌少症专病门诊就医。

小腿围测量也可用于肌少症筛查：使用非弹性皮尺测量双侧小腿的最大周径，男性 < 34cm，女性 < 33cm，需要警惕肌少症，也建议到专病门诊就医。

表 3-4　SARC-F 问卷

问题	0 分	1 分	2 分
1. 力量（strength）——提 5kg 重物,感觉费不费力	完全不费力	有点儿费力	很费力或做不到
2. 辅助行走（assistence in walking）——没有任何辅助工具的情况下,在房间中正常行走,是否有困难	完全没困难	有点儿困难	很困难或需要帮助
3. 起立（rise from a chair）——从椅子或床站起来,是否需要帮助	完全不需要	有点儿需要	很需要或做不到
4. 爬楼梯（climb stairs）——如爬一层楼或十级台阶,是否有困难	完全没困难	有点儿困难	很费力或做不到
5. 跌倒（falls）——过去 1 年内跌倒情况	没有跌倒	跌倒过 1 ~ 3 次	跌倒次数 ≥ 4 次

▲ 老年人如何避免或减轻肌少症?

老年人要保持健康的生活方式，包括良好的运动习惯及合理的营养膳食，戒烟、戒酒。

应增加饮食摄入量，尤其是蛋白质摄入量（保证每天 1.0 ~ 1.5g/kg，平均分布于三餐中），并以优质蛋白质，如鸡蛋、牛奶、瘦肉等为主。可以使用一些膳食营养素补充剂，如乳清蛋白或富含亮氨酸的蛋白质、维生素 D，以改善肌肉含量或改善肌肉功能。肌少症老年患者应进行必要的营养风险筛查评估。

如果有慢性消耗性疾病，如慢性心肺疾病、肿瘤、糖尿病等，要积极治疗这些原发疾病。

运动能显著增加肌肉量和肌肉力量。老年人应坚持运动，以保持肌量、肌力。运动方式可以抗阻运动为基础，结合有氧运动、拉伸运动以及平衡运动等多种方式。例如，举哑铃、做俯卧撑锻炼上肢肌力，做俯卧撑、坐位抬腿、静力靠墙蹲动作锻炼下肢肌力等；有氧运动可以选择健步走、慢跑、骑车或游泳等。需要强调的是，老年人应根据自身疾病及体力状态选择合适的运动方式及强度，避免不适当运动造成的损伤。

▲ **老年骨质疏松如何补钙？**

摄入充足的钙和维生素 D 对于防治骨质疏松至关重要。老年人钙推荐摄入量为 1 000 ～ 1 200mg/d。首选牛奶、豆制品等含钙量高的食物；绝经后女性及老年男性接受骨质疏松治疗时，如饮食中钙摄入量低于 700mg/d，应使用钙补充剂。维生素 D 推荐摄入量为 800 ～ 1 200U/d。在紫外线充足情况下，暴露上臂，每天晒太阳 20 分钟，可以增加皮肤合成。也可以口服维生素 D 制剂。对于有肝肾疾病的老年骨质疏松患者，首选活性维生素 D。用药期间，应定期监测血清 25(OH)D、血钙、尿钙水平，评估维生素 D 补充效果及安全性。

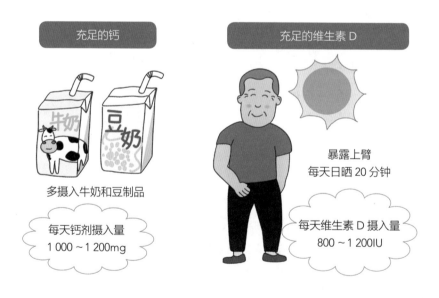

充足的钙

充足的维生素 D

多摄入牛奶和豆制品

每天钙剂摄入量
1 000 ～ 1 200mg

暴露上臂
每天日晒 20 分钟

每天维生素 D 摄入量
800 ～ 1 200IU

六　脑卒中

脑卒中是因各种脑血管病变引起脑功能障碍的一组疾病的总称，包括缺血性卒中（如脑梗死）和出血性卒中（如脑出血、蛛网膜下腔出血等）。《中国心血管病报告 2018》报道的卒中流行病学数据显示，中国现有卒中患者 1 300 万，患病率整体呈上升趋势，每年有新发患者约 200 万，每年有约 196 万患者死于脑卒中，70% ~ 80% 患者遗留不同程度的残疾。卒中住院总费用近年来亦呈增长趋势，仅 2015 年全国花费高达 756.25 亿元。

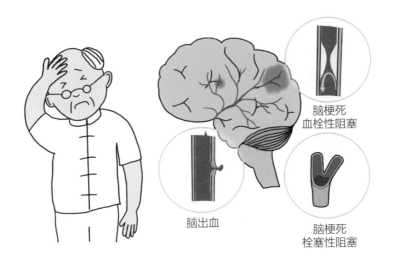

脑梗死
血栓性阻塞

脑出血

脑梗死
栓塞性阻塞

（一）脑梗死

脑梗死是脑血管疾病的常见类型，包括脑血栓形成、脑栓塞等，约占卒中的 70%。脑动脉主干或皮质支动脉粥样硬化导致血管增厚、管腔狭窄闭塞和血栓形成，或其他部位栓子脱落，随血液流动，堵塞分支动脉，引起脑局部血流减少或供血中断，脑组织缺血、缺氧，导致软化坏死，出现局灶性神经系统体征。病情多在数小时或数天内达到高峰，部分患者症状可进行性加重或波动。

核心知识

1. 脑梗死的发病率、致残率、致死率均很高。吸烟和高血压是最重要的可控制的危险因素。

2. 前驱症状无特殊性、持续时间较短或程度轻微，易被患者及其家属忽略。

3. 脑梗死属于神经内科急症，一定要争分夺秒，争取超早期治疗。

4. 强化脑血管病三级预防体系，根据不同的病因，选择适合的药物，长期甚至终身管控。

临床实践

▲ **脑梗死的危害有哪些？**

（1）发病率、致残率、致死率高。

（2）机体功能损害范围广：脑梗死的前驱症状无特殊性，部分患者可能有头晕、复视、一过性肢体麻木、无力等短暂性脑缺血发作的表现，症状常持续时间较短或程度轻微，易被患者及家属忽略。前驱症状很容易转变成较为严重的脑梗死，应给予高度重视。脑梗死对机体功能的危害取决于梗死灶的大小和部位，如偏身无力和或感觉障碍、失语、吞咽困难、视觉障碍、共济失调等，部分患者可有头痛、呕吐、昏迷等全脑症状。

（3）严重影响生活质量：脑梗死发生后，即使经过治疗，仍有部分患者会遗留有一定程度的残疾，这些功能缺损症状会长期存在，严重影响患者及其家人的生活质量。

▲ **脑梗死有哪些危险因素？**

脑梗死的危险因素可分为不可干预因素（如年龄、性别）和可干预因素（如高血压、吸烟、糖尿病、心脏病、高脂血症、颈动脉斑块形成或狭窄、酗酒、高同型半胱氨酸血症、活动减少、口服避孕药物等）。

（1）高龄：是最重要的危险因素，卒中发病率随年龄增长而增加，55岁后每10年增加1倍，大多数卒中发生于65岁以上的老年人。

（2）性别：男性的卒中发病率约比女性高30%。

（3）高血压：我国有高血压患者超过1亿人。高血压是脑卒中最常见的可控危险因素。34.9%的脑血管病由于高血压所引起。从血压110/70mmHg开始，脑血管病风险随血压升高持续增加。与血压为110/75mmHg者相比，血压为120～129/80～84mmHg者脑血管病危险增加1倍，血压为140～149/90～94mmHg者脑血管病危险增加2倍，血压＞180/110mmHg者脑血管病危险增加10倍。

（4）吸烟：香烟中含3 000多种有害物质。烟中的尼古丁被吸入人体内，能刺激自主神经，使血管痉挛，心跳加快，血压升高，血中胆固醇增加，从而加速动脉硬化。31.9%的脑血管病由于吸烟引起。

（5）高血脂：总胆固醇每升高1mmol/L，脑血管病的发生率升高25%；大约11.4%的脑血管病由高脂血症引起。

（6）糖尿病：是脑血管病的重要危险因素。与无糖尿病者相比，糖尿病患者的心血管疾病风险增加 2～5 倍，缺血性脑血管病风险增加 1.8～6 倍。

（7）心房颤动：心房颤动时，心房丧失有效的机械收缩，易在左心房，尤其是左心耳形成附壁血栓。血栓脱落可导致动脉系统栓塞，尤其是脑栓塞，发生率高达 25%。

（8）颈动脉粥样斑块：对发生缺血性脑血管病的危险性主要取决于斑块的性状，不稳定性斑块（软斑与溃疡斑）较稳定性斑块（扁平斑与硬斑）更易引发缺血性脑血管病。

（9）其他：包括控制肥胖（尤其是腹型肥胖），适量运动，控制高同型半胱氨酸血症，改善血黏度及血小板聚集率增高，血纤维蛋白原增高，改变久坐等生活方式。

▲ 脑梗死如何治疗？

（1）超早期治疗：脑梗死属于神经内科急症，一定要争分夺秒，争取超早期治疗。在发病 4.5 小时内，尽可能予以静脉溶栓治疗；在发病 6～8 小时内，甚至在 24 小时以内，有条件的医院可进行急性期血管内治疗，如取栓治疗。

（2）急性期治疗：①抗血小板治疗，常用药物有阿司匹林或氯吡格雷等。对于心源性等原因引起的脑栓塞，可以使用抗凝治疗。②营养神经药物、改善循环药物、血管扩张剂及扩容剂。③去除危险因素，如积极治疗高血压、糖尿病、高脂血症，合理治疗冠心病、心律失常、心力衰竭和瓣膜病，禁止过度饮酒、停止吸烟。④病情稳定后，可以根据病情，评估外科治疗（如颈动脉内膜剥离术、颈动脉支架成形术、颅外-颅内血管吻合术等）适应证。

（3）恢复期管理：强化脑血管病三级预防体系，根据不同病因，选择适合的药物，长期甚至终身管控。

（二）脑出血

脑出血是指原发性非外伤性脑实质内出血，好发于 50～70 岁的中老年人。脑出血的患病率为 112/10 万，年发病率为 81/10 万，有着很高的致死率和致残率，常因为脑水肿引起颅内压增高、脑疝形成而致死。

核心知识

1. 脑出血多急性起病，迅速进展，大部分患者病情危重。

2. 高血压合并动脉粥样硬化或其他血管异常、血液疾病或相关疾病，或凝血异常者，在用力过猛、天气变化、情绪激动、过度劳累等情况下，容易发生脑出血。

3. 急性期治疗原则为防止再出血、控制脑水肿、维持生命、防止并发症，符合手术适应证的患者进行手术治疗。

4. 恢复期处理原则为处理并发症，采取康复治疗，促进神经功能恢复。

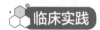 **临床实践**

▲ **脑出血有哪些危害？**

（1）发病急：脑出血患者多有高血压病史，多在活动状态下如情绪激动时急性起病，迅速进展。

（2）脑损害范围广：出现神经系统定位体征，常有明显全脑症状，伴头痛、呕吐、意识障碍等症状。合并蛛网膜下腔出血者可有脑膜刺激征。

（3）大部分患者病情危重：严重者会在短时间内昏迷，甚至死亡。小脑出血者常出现枕部剧烈头痛伴眩晕、频繁呕吐、平衡障碍而走路不稳。

▲ **哪些人容易得脑出血？**

（1）患高血压合并动脉粥样硬化或其他血管异常，如颅内动脉瘤、脑动静脉畸形、脑动脉炎、脑淀粉样血管病、颅内静脉血栓形成、真菌性动脉炎、烟雾病、脑瘤性卒中等者易发生脑出血。

（2）患血液疾病或相关疾病，如白血病、血栓性血小板减少症，或接受相关治疗，如抗凝、抗血小板或溶栓治疗者易发生脑出血。

（3）其他：有凝血异常基础者，在用力过猛、气候变化、情绪激动、过度劳累等情况下易发生脑出血。

▲ **脑出血如何治疗？**

（1）急性期治疗：基本原则为防止再出血，控制脑水肿，维持生命体征，防止并发症，符合手术适应证者进行手术治疗。

脑出血患者应到最近的有条件的医院治疗；保持环境安静，避免各种刺激，限制亲友探视；绝对卧床休息 2～4 周，尽量避免搬动，头部抬高 15°～30°，以利颅内静脉回流和保持呼吸道通畅；头部置冰袋或冰帽以降低脑代谢；进行各项诊疗操作（吸痰、鼻饲、导尿等）均需动作轻柔；避免患者剧烈咳嗽、打喷嚏、躁动或用力排便；如果出现喷射性呕吐等高颅内压症状，可以使用脱水治疗，常用药物有 20% 甘露醇、白蛋白、呋塞米、甘油果糖、甘油盐水等；控制血压，收缩压 > 220mmHg 或舒张压 > 110mmHg 者在医生指导下降压；维持酸碱平衡，预防并发症；根据出血位置及出血量来判断是否符合手术适应证。

（2）恢复期治疗：处理并发症，给予康复治疗等，促进神经功能恢复。

七 便秘

核心知识

1. 便秘表现为排便困难和 / 或排便次数减少、粪便干硬，根据病因可分为原发性便秘和继发性便秘。

2. 对于年龄 > 40 岁的慢性便秘初诊患者，特别是伴有或在随诊中出现警报征象的患者，建议做结肠镜检查。

3. 了解慢性便秘患者的生活方式和常用泻药。

4. 微生态制剂可调节肠道菌群失衡，促进肠蠕动和胃肠动力，可作为慢性便秘的长期辅助用药。不建议长期使用刺激性泻剂。

5. 生物反馈疗法可改善功能性排便障碍患者的排便症状、盆底功能失调。

临床实践

▲ 什么是便秘？

便秘表现为排便困难和 / 或排便次数减少、粪便干硬。排便困难包括排便费力、排出困难、排便不尽感、肛门直肠堵塞感、排便费时和需辅助排便。排便次数减少指每周排便少于 3 次。慢性便秘的病程至少为 6 个月。"Bristol 粪便形态分型"可用于评估粪便性状。

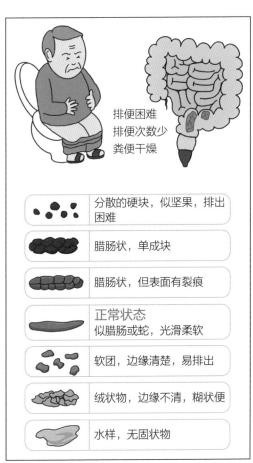

排便困难
排便次数少
粪便干燥

	分散的硬块，似坚果，排出困难
	腊肠状，单成块
	腊肠状，但表面有裂痕
	正常状态 似腊肠或蛇，光滑柔软
	软团，边缘清楚，易排出
	绒状物，边缘不清，糊状便
	水样，无固状物

Bristol 粪便形态分型图

▲ 慢性便秘的病因有哪些？

慢性便秘根据病因可分为原发性便秘（主要由于结肠、直肠肛门功能失调所致）和继发性便秘（与器质性疾病和药物有关）。引起便秘的器质性疾病主要包括代谢性疾病（如糖尿病、甲状腺功能减退等）、神经源性疾病（如帕金森病、脊髓损伤等）、结肠原发疾病（如结肠癌、先天性巨结肠病等）等。药物性便秘主要由抗胆碱能药物、阿片类药、钙通道阻滞剂、抗抑郁药、抗组胺药、解痉药、抗惊厥药等诱发。

▲ 哪些人需要做结肠镜检查？

年龄超过 40 岁的慢性便秘初诊患者，特别是出现警报征象的患者，需要做结肠镜检查。警报征象包括便血或粪便隐血阳性、发热、贫血、乏力、消瘦、明显腹痛、腹部包块、血癌胚抗原升高、有结直肠腺瘤史和结直肠肿瘤家族史等。

▲ 慢性便秘患者应如何调整生活方式？

（1）摄入充足的膳食纤维（≥ 25g/d）：可通过细切、粉碎、调味等烹调工艺将富含膳食纤维的食物制成细软可口的食物。含可溶性膳食纤维比例较高的食物口感较好，对老年人尤为合适。鲜嫩的蔬菜瓜果富含可溶性纤维、维生素和水分。菊糖粉剂是从植物中提取的天然可溶纤维，对吞咽障碍及管饲的老年便秘患者尤为适用。部分患者膳食纤维摄入增加可能导致肠道气体产生增加，引起腹胀、腹痛、肠鸣等不适。

（2）老年人应养成定时和主动饮水的习惯，推荐饮用温开水或淡茶水，饮水量为 1.5 ~ 1.7L/d，可增强膳食纤维的通便作用。

避免久坐，适当增加运动有利于通便。对卧床患者，即便是坐起、站立或床边活动，对排便都有益。

（3）在晨起和餐后 2 小时内尝试排便。排便时需集中注意力。采取蹲位排便可改善排便费力状况，缩短排便时间。

▲ 常用的缓泻药有哪些？

（1）容积性泻药：如欧车前、聚卡波非钙和麦麸，可滞留粪便中的水分，增加粪便含水量和粪便体积。服用时应注意同时摄入足量水分。

（2）渗透性泻药：如聚乙二醇和乳果糖，可在肠内形成高渗状态，吸收水分，刺激肠蠕动，可用于慢性便秘的长期治疗。乳果糖还有助于促进肠道有益菌群生长，可长期服用，但少数患者服用后可能出现腹泻、胃肠胀气。

（3）润滑性药物：如甘油、液状石蜡等，制成灌肠剂，可润滑并刺激肠壁，软化大便，特别适用于排便障碍型便秘及粪便干结、粪便嵌塞的老年患者。

（4）其他药物：利那洛肽可显著增加自发排便次数，改善排便费力状况和粪便性状，缓解腹胀等。服药第1天即可起效。几乎不会与其他药物相互作用或干扰其他药物的吸收和代谢。普芦卡必利可加快胃排空、小肠传输和结肠传输，服药1周可缓解便秘，可用于常规泻药治疗无效的便秘症状。需注意，服用普芦卡必利4周仍无效者应重新评估。鲁比前列酮可增加肠液分泌，疏松粪便，减轻排便费力感。此外，一些中药制剂也有促进排便作用。

▲ **慢性便秘患者可以服用微生态制剂吗？**

微生态制剂可调节肠道菌群失衡，促进肠蠕动和胃肠动力，作为慢性便秘的长期辅助用药。常用于治疗慢性便秘的益生菌主要是双歧杆菌属和乳酸杆菌属。

▲ **慢性便秘患者可以使用刺激性泻剂吗？**

刺激性泻剂，如比沙可啶、酚酞、蒽醌类药物和蓖麻油等，可增强肠道动力和刺激肠道分泌。此类药物宜短期间断应用，长期使用者易出现药物依赖，吸收不良和电解质紊乱，损害肠神经系统导致结肠动力减弱。此外，长期服用蒽醌类药物，如大黄、番泻叶及麻仁丸、木香理气片、苁蓉润肠口服液、当归龙荟片、通便宁等中成药，可导致结肠黑变病。

▲ **什么是生物反馈疗法？**

生物反馈疗法是通过模拟排便，训练患者协调腹部和盆底肌肉，恢复正常排便模式，可改善功能性排便障碍患者的排便症状、盆底功能失调等。

八 老年功能性消化不良

ⓐ 核心知识

1. 功能性消化不良的临床表现。

2. 老年功能性消化不良患者的饮食调整建议。

3. 老年功能性消化不良的常用治疗药物。

4. 伴有幽门螺杆菌感染的功能性消化不良患者应采取根除治疗，但对于高龄患者则须权衡利弊。

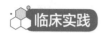

▲ 什么是功能性消化不良？

功能性消化不良是指一组持续或反复发生的上腹部疼痛或烧灼感、餐后饱胀感和早饱，以及上腹部胀气、嗳气、恶心或呕吐等症状，但胃肠镜、肝胆胰影像学和生化检查均未见明显异常，排除器质性疾病。消化性溃疡、胃肠道肿瘤、肝胆恶性肿瘤、寄生虫感染、慢性胰腺疾病、甲状腺功能亢进或减退、慢性肾衰竭、电解质紊乱和部分药物不良反应等均可能出现消化不良症状，需要进行鉴别诊断。

▲ 老年功能性消化不良患者如何调整饮食结构？

粗粮、高脂饮食、刺激或辛辣食物、碳酸饮料、酒精（乙醇）和浓茶等可能加重消化不良症状。进餐方式和进餐是否规律也可能影响消化不良症状。例如，以餐后腹胀为主的患者宜食用易消化、低脂饮食，并少食多餐等；以上腹痛为主的患者宜食用胃排空较慢、对胃分泌刺激较少的食物。

▲ 老年功能性消化不良的常用治疗药物有哪些？

对于进餐相关消化不良，首选促动力剂或合用抑酸剂；对于非进餐相关消化不良/酸相关性消化不良，可选用抑酸剂，必要时合用促动力剂。一般疗程为 2~4 周，如无效，应进一步检查或调整方案。消化酶制剂和益生菌制剂可改善进餐相关腹胀、食欲缺乏等症状。

▲ 功能性消化不良患者是否需要根除幽门螺杆菌？

对于伴有幽门螺杆菌感染的功能性消化不良，应予根除治疗，但对于高龄（80 岁及以上）伴幽门螺杆菌感染的功能性消化不良患者，应权衡治疗的利弊，建议在应用促动力剂、抑酸剂治疗无效时再考虑根除治疗。

九 前列腺增生

核心知识

1. 良性前列腺增生是引起中老年男性排尿障碍最常见的一种良性疾病。增龄和雄激素水平是其发病的两个重要因素，二者缺一不可。

2. 前列腺增生的症状和前列腺的大小没有直接关系，与尿路梗阻程度、病变进展速度以及是否存在感染有关。

3. 直肠指诊、尿流率测定、泌尿系超声、血清前列腺特异性抗原检测是明确是否存在前列腺增生的重要检查。

4. 治疗方式的选择取决于症状对患者的困扰程度以及患者对不同治疗选择的看法。

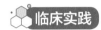

▲ 什么是前列腺增生？

前列腺是位于膀胱下方、包绕男性尿道的腺体。正常前列腺为栗子样大小，重约 20g，可随着年龄增长而增大。其主要功能是分泌前列腺液（构成精液的一部分）。

良性前列腺增生（benign prostatic hyperplasia，BPH）是描述前列腺增大的一个医学术语，指前列腺移行带中的间质细胞和腺上皮细胞总数增加。它是引起中老年男性排尿障碍最为常见的一种良性疾病。医学界针对前列腺增生的发病机制进行了很多研究，但至今仍不完全清楚。目前一致认为，增龄和雄激素水平是其发病的两个重要因素，二者缺一不可。在体内雄激素的作用下，前列腺细胞的数量会增多，增生后的前列腺重量可以达到 30～80g，个别甚至能达到 100～200g。

前列腺增生是一种进展缓慢的良性疾病，不传染病，并且与前列腺癌没有关系。前列腺增生虽然并非癌前病变，但是对患者生活造成的影响却不容小觑。例如，很多患者会在外出前减少饮水、睡觉前不敢喝水、户外活动以及去缺少公共厕所的场所受限，这些都严重干扰生活质量和社交活动，并给心理健康带来负面影响。

▲ 前列腺增生有哪些症状？

前列腺增生的症状与前列腺的大小没有直接关系，而与尿路梗阻程度、病变进展速度以及是否存在感染有关。部分前列腺增生患者可以完全没有症状。其典型症状包括以下几种：

（1）尿频、夜尿增多：尿频是最早出现的症状，夜间尤为明显，但每次尿量不多。这是许多患者非常在意的一个症状，因为会严重影响生活质量和夜间睡眠，并增加心脑血管疾病的发生率，甚至有可能导致老年人白天跌倒以及出现交通意外。

（2）排尿困难、尿流细弱、漏尿或滴尿：之后患者会出现排尿等待、尿线变细变短、尿后滴沥、排尿困难等情况。随着梗阻情况加重，排尿困难程度由轻到重，许多患者有尿不尽的感觉，严重时会出现完全无法排尿、急性尿潴留，必须立即去医院就诊。

如果前列腺增生合并感染或结石，患者尿频更加明显，且伴有尿急、尿痛症状。当增生腺体表面较大的血管破裂时，亦可发生不同程度的无痛性肉眼血尿。梗阻可引起严重肾积水、肾功能损害。长期排尿困难会导致腹压增高，还可引起腹股沟疝、内痔与脱肛等。

▲ 前列腺增生患者需要做哪些检查？

很多中老年人很关注一个问题：是否一旦出现尿频及排尿困难等症状，就是患了前列腺增生呢？并非如此。临床上，医生通常采用直肠指诊、尿流率测定、泌尿系超声、血清前列腺特异性抗原检测等手段来明确是否存在前列腺增生，并动态观察前列腺增生的病情变化。

▲ 前列腺增生如何治疗？

不是所有前列腺增生患者都需要治疗。没有明显症状、生活质量尚未受明显影响的患者，可以每年至泌尿外科门诊随访，观察病情变化；若症状加重，明显影响生活质量，出现合并症或令人更加困扰，就需要采取治疗措施。医生通常会建议首先尝试药物治疗并观察疗效，如果药物治疗效果不佳，可以选择手术。选择治疗方法时，需要考虑药物不良反应及手术风险，有时可能会造成性功能障碍和其他不良反应。

（1）药物治疗：短期目标是缓解症状，长期目标是减慢疾病的发生发展、预防合并症发生。总体治疗目标是使患者保持较高的生活质量，并最大限度地减少药物的不良反应。临床上常用的治疗药物有 α- 受体阻滞剂和 5-α 还原酶抑制剂两种。α- 受体阻滞剂能松弛尿道周围的肌肉，达到缓解梗阻的作用，常用药物有坦索罗辛、特拉唑嗪等。这类药物的特点是起效快，大部分患者服药 2～3 天后，就能明显感到症状有所改善。但是。这类药物对于缩小前列腺体积没有帮助，也不能控制疾病的进展，并且使用时需要注意可能会发生体位性低血压、头痛等不良反应。5-α 还原酶抑制剂通过减少体内雄激素水平，达到阻止前列腺进一步生长，甚至缩小前列腺体积的目的，从而改善排尿困难症状，常用药物有非那雄胺和依利雄胺。这类药物起效缓慢，改善症状至少需要 3～6 个月，常见不良反应包括勃起功能障碍、性欲减退、射精障碍等。某些情况下，医生可能会建议同时使用这两种药物，也可能会建议使用中成药和植物制剂等其他药物。

（2）手术治疗：如果患者症状明显但拒绝药物治疗，或者病情加重而药物治疗效果不佳，需要考虑手术治疗。医生会根据患者的年龄、血清前列腺特异性抗原（prostate-specific antigen，PSA）、前列腺体积、最大尿流率、残余尿量、国际前列腺症状评分（international prostate symptom score，I-PSS）以及是否合并高血压、代谢综合征等来评估临床情况进展。常用手术方式有切除部分前列腺、缩小前列腺或扩宽尿道使尿液能流出。

▲ 前列腺增生患者在日常生活中需要注意什么？

（1）不吃辛辣及刺激性食物，不抽烟、不饮酒，避免长时间处于坐立。

（2）多吃新鲜水果、蔬菜、粗粮及大豆制品，可多食用蜂蜜以保持大便通畅；适量食用牛肉、鸡蛋。

（3）不憋尿，也不能因尿频而减少饮水量。多饮水有助于稀释尿液，预防泌尿系感染以及膀胱结石形成。

（4）保持心情舒畅，积极参加有益于身心健康的体育和社交活动。

十 老年人合理用药

老年人因年龄增长和疾病状态会发生一些的生理改变，更容易出现药物不良反应。药物不良反应可引起或加重老年综合征，包括跌倒、谵妄、失禁、睡眠障碍等，严重影响老年人的生活和行为能力。老年人应远离用药误区，实现合理用药，维护用药安全。

（一）老年人常见用药误区

ⓐ 核心知识

1. 老年人因生理特点和多病共存，容易出现药物不良反应。
2. 老年人用药并非越多越好，切勿盲目对症用药或以保健品替代药品。
3. 一些长期使用的药物可能给老年人带来潜在风险。

临床实践

▲ 为什么老年人容易出现药物不良反应？

（1）老年人的生理特点导致药代动力学改变，如胃肠道血流减少，药物吸收减少；脂肪含量增加，脂溶性药物分布容积增大，药物容易蓄积；肝微粒体酶活性降低，肝脏对药物的代谢及灭活能力降低，半衰期延长，血药浓度升高；肾功能减退，经肾排泄药物清除减缓，容易蓄积而发生中毒。

（2）老年人往往多病共存，如高血压、糖尿病、冠心病、脑血管疾病、慢性阻塞性肺疾病等，常需要多重用药。多种药物相互作用会增加药物不良反应的发生。

▲ 老年人存在哪些常见的用药误区？

（1）"用药越多越好。"

很多老年人认为，用药越多，治疗效果越好。其实，这种观点并不正确。药物间可能存在相互作用，并非简单叠加。例如，常用的降压药物血管紧张素转化酶抑制剂在和保钾利尿剂联合使用时，容易引发高钾血症；镇静助眠药物，如劳拉西泮、艾司唑仑、唑吡坦等药物联用，会增加跌倒、髋关节骨折的发生风险。因此，用药切不可盲目贪多。

（2）盲目对症用药。

"头痛医头、脚痛医脚"，未经系统诊断、不探究病因，而自行对症用药是老年人常见的误区之一。例如，部分慢性咳嗽是反流性食管炎引起的，止咳药物疗效不好，治疗需要抑制胃酸反流；又如，一位老年人胃痛，服用多种保护胃黏膜药物都不见效，就诊后发现病根竟是长期服用"止痛药"的不良反应，停用这类止痛药后胃痛症状就消失了。所以，盲目对症用药不如"对因用药"或"对因减药"。

（3）"保健品可以替代药品。"

保健品是指具有特定保健功能或以补充维生素、矿物质为目的的食品，不以治疗疾病为目的。很多老年人错误地用保健品替代药品服用。例如，使用具有活血化瘀功能的保健品，替代具有抗血小板功能的阿司匹林，缺少阿司匹林的冠状动脉保护作用，导致冠心病进展。一些不明来源的保健品更是为了牟利，添加超剂量西药成分，长期大量服用会诱发精神症状、高血压、消化性溃疡、骨质疏松、感染等多种并发症。因此，老年人须牢记，要从正规渠道选购保健品，并且保健品不能替代药品。

▲ 哪些常用药物可能给老年人带来潜在风险？

老年人长期使用某些药物，发生药物不良反应的机会增加，带来的不良风险可能会超过预期获益。这些药物被称为"潜在的"不适当用药。例如，具有抗胆碱能活性的药物（如第一代抗组胺药和抗帕金森病药物）有加重便秘、尿潴留、黏膜干燥、谵妄和痴呆的风险，可以根据病情替换更为安全的药物；口服非甾体抗炎药会增加老年人消化道出血和急性肾损伤的发生风险，对于局部慢性疼痛可以更换为外用剂型并辅以理疗。

（二）老年人合理用药

🙋 核心知识

1. 老年人用药需要个体化、精准化。
2. 实现老年人个体化精准用药的五大方法。

⬡ 临床实践

▲ 老年人用药需要个体化、精准化。

老年人群生理病理年龄跨度大，疾病谱各不相同，自主生活能力和用药依从性差异也很大，要通过个体化精准用药，充分保障用药安全，最大限度地维护生活质量和自主行为能力。例如，对于老年糖尿病，要根据不同患者的饮食特点、运动习惯、认知水平等制订方案，安全第一，避免发生低血糖。

▲ 如何实现个体化精准用药？

（1）药物种类少而精：老年人用药应少而精，合用药物最好不超过5种，可适当使用长效制剂，以减少用药次数。对于轻症，可以选择非药物治疗替代，如康复理疗改善骨关节病症状、睡眠行为干预替代口服镇静药物等。

（2）斟酌剂量缓增加：老年人在加用新药时，应"低起步、缓增量"，从小剂量开始，逐渐监测生理、代谢指标，缓慢增加至目标剂量。例如，使用降压药物时要从小剂量开始，平稳降压，减少波动，避免出现心脑血管并发症。

（3）基因/浓度来辅助：目前已有多种客观检测方法用于精准用药。例如，用于治疗痛风的别嘌醇可能引起严重皮肤不良反应，曾让很多患者望而却步，而现在发现 *HLA-B*:01* 基因阴性者可以安全用药。治疗药物浓度监测也是精准用药的手段之一，如使用地高辛、万古霉素、环孢素等药物时，可以通过检测血液中的药物浓度，及时调整用药剂量，避免不良反应的发生。

（4）及时监测、勤观察：老年人用药，尤其多重用药过程中，要做到及时监测、勤观察。观察有无新发症状，居家监测心率、血压、血糖等指标，定期到医院进行相关检验，以调整用药方案，实现更加安全、有效地用药。

（5）多科协同保健康：目前已有多家医院开展"药师咨询门诊""合理用药照护门诊""一站式老年综合门诊"等门诊服务，由老年科医师、临床药师、营养师等多学科专家共同为老年患者提供综合评估、合理用药咨询和管理，提供全程健康管理和药学服务。

第四部分

老年性皮肤疾病的防治

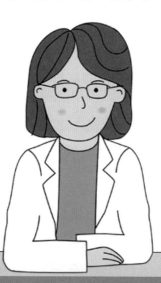

一 老年性皮肤疾病概述

（一）生理性老化与光线性老化

　　人老了，岁月的痕迹刻在皮肤上。皮肤老化大体有两类：一类是生理性老化，包括皮肤颜色改变；皮肤松弛、下垂，出现皱纹；皮肤变薄、变干、出油减少；皮肤上出现增生物，如脂溢性角化病等。随着年龄增长，人人都会发生皮肤的生理性老化。另一类是光线性老化，包括面部皮肤变得粗糙、干燥、色泽加深、纹理粗重；出现光线性角化病，甚至皮肤癌等。光线性老化尤其好发于长期在户外、野外工作的人以及生活在高海拔地区受紫外线较高强度照射的人。

　　老年人皮肤常可发生"白""红""黑"三种颜色改变。白色：一般为直径 0.5～1cm 大小的白色圆形斑，称为老年性白点；红色：一般为直径 3～5mm 大小，半球形隆起于皮肤表面的红色丘疹，称为老年性血管瘤。褐色或黑色：称为老年斑。老年性白点及老年性血管瘤主要见于躯干及四肢，出现后单个皮损不会增大，但数量会逐渐增多。老年斑主要见于面部、手背及前臂等暴露部位。老年性白点、老年性血管瘤及老年斑都是良性的，不会发生癌变，不需要治疗。对于老年斑，可以外用 0.1% 维 A 酸软膏，每晚 1 次。此药需要长期应用，初用时有刺激性，但患者可以逐渐适应。此外，应注意每次外用后应洗手。冷冻或激光疗法也是祛斑的有效方法。

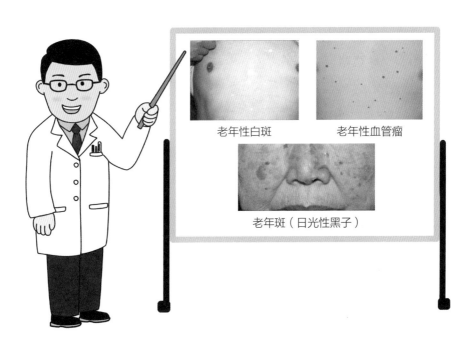

老年性白斑　　　　　　老年性血管瘤

老年斑（日光性黑子）

（二）脂溢性角化病及光线性角化病

脂溢性角化病又称老年疣，多见于 50 岁以上的中老年人。最初表现为褐色或黑色的斑，表面光滑，称为老年斑；以后逐渐增大、隆起，形成境界清楚的斑块，一般如钱币大小，圆形，褐色或黑色，表面可有小的乳头样增生，用手刮一下，可见油腻性的皮屑。患者无自觉症状。皮损单发或多发，好发于外露部位，也可见于躯干及四肢。脂溢性角化病是良性的皮肤增生，可不做处理，也可以用激光或冷冻的方法去除。

光线性角化病：因长期日光照晒所引起，好发于面部、头皮和手背等外露部位。表现为钱币大小的淡红色皮疹，圆形或不规则形，触之粗糙，表面有不易剥离的黏着性鳞屑。光线性角化病常单发，亦可多发，是癌前期病变，若不治疗，可发展成鳞状细胞癌。若皮损表面出现糜烂、溃疡，患者应高度警惕，及时就医。必要时，按需取小块皮损做病理检查，以排除癌变。对于光线性角化病，除手术切除外，还可外用 5% 咪喹莫特膏、维 A 酸软膏以及给予光动力学治疗等。

紫外线是导致皮肤光老化的元凶，因此做好防晒很重要。一般情况下，采用物理防晒，如用遮阳伞、宽檐帽、防晒服，防晒袖套等。若去海边、高原等紫外线强烈的地区，则还需涂防晒霜进行特别防护。

（三）老年性皮肤瘙痒症

老年性皮肤瘙痒症比较常见。尤其在北方，因为雨水少，空气湿度低，比较干燥，而老年人代谢慢、活动少，无论是汗液还是皮脂分泌都明显减少，加之皮肤变薄、屏障功能下降，经表皮水分丢失增加，皮肤干燥，容易出现瘙痒。

老年性皮肤瘙痒可治、可防：关键是做好日常皮肤护理，可经常外搽润肤乳，保持皮肤的润泽。冬季洗澡一般每周 1 ~ 2 次，水温略高于体温即可，勿烫澡，勿搓澡；不用碱性肥皂；用棉质毛巾，洗完擦干皮肤后，随即外搽润肤乳，特别是面颈部、手足、前臂及小腿。室内可用加湿器增加湿度。皮肤发痒时尽量勿搔抓，可用手轻轻拍打，也可外搽具有止痒作用的乳膏或溶液，如止痒润肤产品（洋甘菊护肤品、止痒霜、尿素乳膏、维生素 E 乳膏等）。如果瘙痒反复不愈，应去医院检查，排除糖尿病等系统性疾病。

（四）老年人常见皮肤恶性肿瘤

老年人常见皮肤恶性肿瘤主要有基底细胞癌、鳞状细胞癌及黑色素瘤。

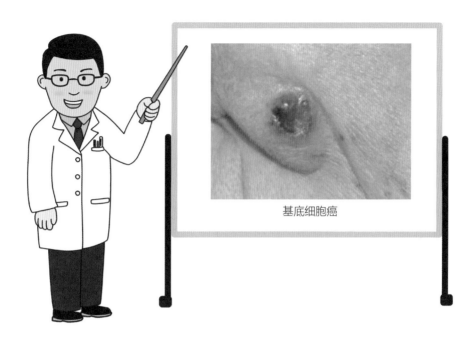

基底细胞癌

基底细胞癌：好发于头面部等暴露于日光的部位。患者大多为40岁以上的中老年人。典型损害为黄豆大小的结节或斑块，边缘可有珍珠样隆起，中央易破溃、出血。本病发病隐匿，患者常无自觉症状。基底细胞癌发展缓慢，一般仅在局部扩展，很少转移，只要切除干净，就可以了，不必化疗。

鳞状细胞癌：大多发生在原有皮肤病，如长期烧伤瘢痕、慢性溃疡、光线性角化病的基础上。初起为暗红色或肉色斑块或结节，中央常有溃疡或呈菜花状增生。以后损害逐渐向四周扩展，中央为溃疡，其上常有脓液及分泌物。鳞状细胞癌发展较快、破坏性大，常可发生区域性淋巴结转移，晚期则可通过血行全身播散。其治疗首选手术切除，也可采用激光治疗、放射治疗，有转移的晚期患者则需要化疗。

黑色素瘤：好发于暴露部位、足跖及指（趾）端。最初为黑褐色斑，不高出皮面，颜色不均匀，之后逐渐扩展，形成隆起性结节或斑块；也可一开始就是黑褐色的隆起性结节或斑块，发展较快，常有溃疡，易发生转移。怀疑黑色素瘤的患者应及时去医院确诊。黑色素瘤的治疗方法首选手术治疗，可配合化疗或靶向治疗。

对于老年人来说，当身体表面，尤其是头面部出现新生物，一定要注意。特别是容易破溃，触之易出血的，更要重视。皮肤恶性肿瘤在早期阶段，患者一般不疼不痒，无自觉症状。肿瘤悄然无声地逐渐长大、向纵深发展。等到发生溃疡、出血了再去医院则为时已晚。早期诊断、早期治疗十分重要。确定病变性质的可靠办法是取小块病变组织做病理检查，根据病理结果决定下一步的处理方法。对早期的实体性肿瘤，首选手术切除。皮肤肿瘤只要及时手术，完整切除，预后是很好的。一般术后不必放疗或化疗，只需要遵医嘱定期去医院复查。

二　常见老年炎症性皮肤病的防治

炎症性皮肤病，如皮炎湿疹、银屑病、荨麻疹等，是很常见的皮肤病。炎症性皮肤病病因复杂，病程容易迁延不愈或反复，而且多伴有程度不等的瘙痒症状，严重影响患者生活质量。但是，只要我们深入了解此类疾病相关知识，尽量避免病因或加重因素，再加上规范的治疗和预防保健措施，此类皮肤病是完全可以控制或减少复发的。

（一）皮炎湿疹类皮肤病

核心知识

1. 老年常见的皮炎湿疹类皮肤病是一大类临床诊断为某某皮炎或湿疹的炎症性皮肤病。

2. 老年皮炎湿疹类皮肤病病因非常复杂，可能是某种内部或外部原因单独或综合作用的结果。

3. 皮炎湿疹类皮肤病皮疹的基本特点是具备下列一种或多种损害：红斑、丘疹、水疱、糜烂、渗液、结痂、鳞屑、苔藓样变，有渗出及融合倾向，伴不同程度瘙痒。

4. 老年皮炎湿疹主要治疗方法包括局部治疗、系统治疗及紫外线光疗等。

5. 对于老年皮炎湿疹，预防 / 减少复发特别要注意：及时、规范地治疗，积极寻找确定的致病原因和 / 或诱发加重因素并尽量去除，减少接触刺激和过敏因素，保护和修复皮肤屏障功能。

临床实践

▲ 老年常见的皮炎湿疹类皮肤病属于什么性质疾病？

皮炎湿疹类皮肤病是一大类临床诊断为某某皮炎或湿疹的炎症性皮肤病，

如老年人常见的泛发性非特异性湿疹样皮炎（即泛发性湿疹）、非特异性湿疹、特应性皮炎、脂溢性皮炎/湿疹、接触性皮炎、钱币状皮炎、乏脂性湿疹、手足湿疹、瘀积性皮炎、外生殖器皮炎或湿疹、肛周皮炎或湿疹、间擦性湿疹等。

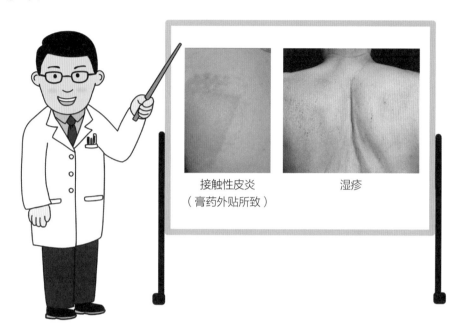

接触性皮炎
（膏药外贴所致）　　　　　湿疹

▲ 老年皮炎湿疹发病可能与哪些因素有关？

老年皮炎湿疹发病非常复杂，具体病因常难以确定，可能是某种内部或外部原因单独或综合作用的结果。病因不确定者往往治疗困难而且容易反复，能够确定病因者，如接触性皮炎的接触因素，则去除病因后皮炎湿疹可以很快治愈或自愈。

外部因素：环境中的某些致敏物质引起皮肤过敏，温度和/或湿度变化、高温、日晒等环境因素刺激，均可以引发或加重老年皮炎湿疹；微生物如金黄色葡萄球菌、病毒及真菌感染等也可引起老年皮炎湿疹。

内部因素：包括免疫功能异常和糖尿病、甲状腺功能减退、肾功能不全及肿瘤等疾病，以及遗传性或获得性皮肤屏障结构异常或功能缺陷容易引发老年皮炎湿疹。

社会心理因素：如紧张、焦虑会引发和加重老年皮炎湿疹。

▲ 如何识别皮炎湿疹的皮疹？

皮炎湿疹类皮肤病通常具备下列一种或多种损害：红斑、丘疹、水疱、糜烂、渗液、结痂、鳞屑、苔藓样变，有渗出及融合倾向，伴不同程度瘙痒。皮损按照病期可以表现为急性、亚急性及慢性 3 种。

▲ **皮炎湿疹的主要治疗方法有哪些？**

（1）局部治疗：基础治疗主要是有使用修护皮肤屏障功能的保湿润肤剂、糖皮质激素类药物（是最常用和有效的皮炎湿疹一线外用药）、非激素抗炎止痒制剂（如钙调神经磷酸酶抑制剂、磷酸二酯酶 -4 抑制剂、中药外用制剂等）、抗菌剂，其他如炉甘石洗剂、氧化锌制剂等也很常用。

（2）系统用药：主要包括内用抗组胺类药物、中药制剂（如复方甘草酸苷、雷公藤制剂等）；糖皮质激素、免疫抑制剂仅供重度患者选择使用；新的靶向免疫调节生物制剂，如度普利尤单抗（Dupilumab）、小分子 JAK 抑制剂等，适用于传统治疗无效的中重度特应性皮炎治疗，疗效和安全性较好。

（3）物理治疗：紫外线疗法（包括窄谱 UVB 照射、高剂量 UVA1 照射及 UVA/UVB 照射）具有较好的辅助疗效。

▲ **老年皮炎湿疹的预防 / 减少复发措施有哪些？**

虽然某些类型老年湿疹、特应性皮炎的病程长、病情容易反复，但如果能够积极配合医生规范治疗，大部分患者可以显著缓解症状，减少反复，提高生活质量。老年皮炎湿疹的预防 / 减少复发措施如下：

（1）及时、积极、规范地治疗控制炎症反应和瘙痒，调节机体免疫功能，达到新的平衡。对于慢性复发性皮炎湿疹皮肤病，控制症状后宜逐渐减停药，必要时进行长期主动维持治疗。

（2）积极寻找、确定致病原因和 / 或诱发加重因素并尽量去除，尽量避免接触生活中常见的变应原及刺激原。

（3）保护和修复皮肤屏障功能：随着年龄增长，老年人的皮肤干燥、萎缩情况加重，加上皮炎湿疹炎症状态、搔抓、继发感染等因素，使皮肤屏障功能破坏加重。因此，老年人平时须规律使用保湿润肤剂，每天 1 ~ 2 次或干燥时使用。

（4）平日注意尽量减少接触刺激和过敏因素：如穿宽松的纯棉衣物；饮食营养均衡，忌辛辣食物及已知致敏的食物；居室内温度宜维持在 18 ~ 22℃，相对湿度为 50% ~ 60%，避免过于干燥或过于潮湿；合理洗浴，隔天 1 次或每天 1 次，以淋浴为佳，水温不可太热（建议 32 ~ 37℃），5 ~ 10 分钟即可；尽量避免接触猫狗毛屑、尘螨、甲醛、香精、花粉等过敏原；避免过度出汗及过热，避免搔抓；作息规律，避免过度紧张，加强户外活动。

（二）荨麻疹

核心知识

1. 荨麻疹的典型表现为时起时消的风团和血管性水肿。

2. 荨麻疹的病因非常复杂，依据来源不同通常分为外源性和内源性。发病机制主要是病因通过免疫和非免疫机制诱导活化肥大细胞和嗜碱性粒细胞脱颗粒，释放组胺等炎症因子和细胞因子，导致荨麻疹发作。

3. 去除病因及加重因素是荨麻疹治疗的关键，治疗药物首选第二代非镇静/低镇静抗组胺药。

4. 老年人患荨麻疹后需要特别注意排查和治疗诱发病因或加重因素，及时识别和治疗严重过敏反应，按医嘱用药并注重用药安全，不盲目"忌口"。

临床实践

▲ **如何识别荨麻疹的皮疹？**

荨麻疹是由于皮肤黏膜小血管扩张及渗透性增加而出现的一种暂时性局限性真皮水肿反应。典型的荨麻疹皮疹很容易识别，为红色或苍白色风团，常时起时消（多数病例在 24 小时内可以消退），消退后不留痕迹，伴不同程度瘙痒。部分患者出现深在水肿（即血管性水肿），可伴有肿胀感或疼痛感，多见于眼睑、口唇、舌、喉头、外生殖器部位及面部、手足部位。荨麻疹症状可轻可重，少数急性病情严重者还可伴有发热、恶心、呕吐、腹痛、腹泻、呼吸困难或窒息、胸闷、心悸、血压下降甚至休克等全身症状，可危及生命。临床按病程长短分类，＜ 6 周为急性荨麻疹，≥ 6 周为慢性荨麻疹。

▲ **荨麻疹的病因主要有哪些？**

荨麻疹的病因和发病机制非常复杂。外源性病因有感染、药物、食物及食品添加剂、接触物、昆虫叮咬以及冷、热、日光、摩擦、压力等物理因素；内源性病因有特应性体质、自身免疫性疾病、慢性系统性疾病、劳累、维生素 D 缺乏或精神紧张、肿瘤（如淋巴瘤、白血病等）。通常，急性荨麻疹较容易找到病因，而慢性荨麻疹的病因多难以明确。

引起荨麻疹发病的核心机制是以上致病因素通过免疫和非免疫机制活化肥大细胞及嗜碱性粒细胞脱颗粒，释放组胺等炎症因子和细胞因子等，进而吸引嗜酸性粒细胞、淋巴细胞等参与炎症反应，导致荨麻疹发作和反复。老年慢性荨麻疹发病很少由外源性变应原介导的 I 型过敏/变态反应引起。

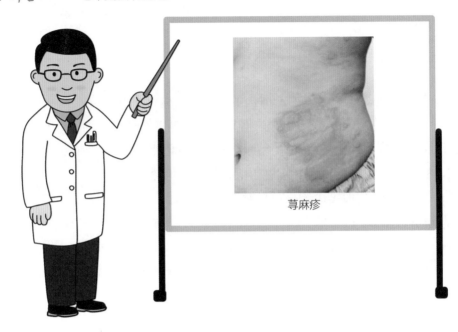

荨麻疹

▲ 荨麻疹发首选治疗药物是什么？

急、慢性荨麻疹的治疗旨在完全控制荨麻疹症状，提高患者的生活质量。去除致病及加重因素是治疗的关键。治疗药物主要是 H_1 抗组胺药物，首选第二代非镇静 / 低镇静 H_1 抗组胺药，如氯雷他定、地氯雷他定、西替利嗪、依巴斯汀等。近年，临床上对顽固难治性慢性荨麻疹应用生物制剂 [如奥马珠单抗（人源化抗 IgE 单抗）] 治疗，显示具有较好的疗效和长期安全性。一般，临床医生会根据患者的病情和对治疗的反应制订并调整治疗方案。

▲ 老年人患荨麻疹后需要特别注意哪些方面？

患荨麻疹的老年人，尤其是反复不愈者，需要特别注意以下几点：

（1）积极寻找可能的病因并及时排除或治疗：包括急慢性感染、药物因素（尤其抗生素、钙离子通道拮抗剂和血管紧张素转化酶抑制剂类降压药、阿司匹林及其他非甾体抗炎镇痛药、疫苗及其他生物制剂等）、自身免疫疾病（如甲状腺疾病、大疱性类天疱疮、嗜酸性粒细胞增多症、血管炎等）及真性红细胞增多症、霍奇金淋巴瘤、白血病、实体恶性肿瘤等。

（2）老年慢性荨麻疹长期治疗中，应尤其注重用药安全。服用抗组胺药，尤其第一代抗组胺药，有可能产生中枢抑制作用和抗胆碱作用，引起困倦、嗜睡及其所致跌倒风险以及青光眼、排尿困难、大便干燥、心律失常等不良反应。因此，老年人应优先选用更安全的第二代抗组胺药。对于合并肝肾功能异常的荨麻疹患者，应根据肝肾受损严重程度合理调整抗组胺药物的种类和剂量。

（3）患者发病后，首先应判断是否同时出现严重过敏反应并及时抢救。急性荨麻疹患者，尤其是发病时间不足 24 小时者，若出现口唇舌木痒、呼吸困难或窒息、胸闷、心悸、血压下降甚至休克等全身严重过敏反应症状，有致命危险。此时，可立即口服第二代抗组胺药（如氯雷他定或西替利嗪 1 ~ 2 片），同时尽快到医院进行紧急救治。急救时，首选即刻肌内注射 0.1% 肾上腺素 0.3 ~ 0.5mL，必要时可间隔 15 分钟左右重复用药；同时根据病情给予吸氧、糖皮质激素肌内或静脉注射；对于喉头水肿、呼吸困难窒息者，立即行气管切开等救治措施。

（4）患者在发病期应注意避免接触可能加重病情的因素，暂时避免进食过辣食物、海鲜、羊肉及饮酒等，但不主张无依据地盲目长期"忌口"，以免造成营养不良等其他隐患。

（三）银屑病

核心知识

1. 银屑病是一种遗传因素与环境因素共同作用诱发的免疫介导的慢性、复发性、炎症性、系统性疾病。银屑病的发病除遗传因素外，还与环境因素及免疫反应异常等因素有关。本病无传染性。

2. 银屑病典型皮疹表现为红色斑块，界限清楚，表面覆白色鳞屑，以及特征性的点状出血，可伴或不伴瘙痒。皮损好发于头皮、躯干、臀部和四肢伸侧面。

3. 银屑病的治疗原则强调规范、安全和个体化。治疗方法主要有局部治疗、系统治疗、物理治疗及心理治疗等。针对免疫特异性靶点的生物制剂及小分子药物用于治疗中重度银屑病具有较好的疗效和长期安全性。

4. 皮肤护理保健是银屑病防治的重要环节。银屑病患者的皮肤护理保健方法主要是：清洁皮肤，去污、去皮屑；使用保湿润肤剂；使用增强外用药物疗效的封包疗法、湿包裹疗法；给予光疗后皮肤护理。

临床实践

▲ 银屑病发病可能与哪些因素有关，银屑病有传染性吗？

银屑病是一种遗传因素与环境因素共同作用诱发的免疫介导的慢性、复发性、炎症性、系统性疾病。银屑病发病的确切原因不清，一般认为与个体遗传因素、环境因素、感染、精神紧张（如应激、睡眠障碍、过度劳累）、吸烟酗酒不良嗜好、创伤、某些药物反应及免疫反应异常等有关。以上多种因素相互作用，通过以 T 淋巴细胞介导为主、多种免疫细胞共同参与的免疫反应，引起角质形成细胞过度增殖或关节滑膜细胞与软骨细胞发生炎症。新近研究显示，Th17 细胞及白介素（interleukin，IL）-23/IL-17 轴可能是银屑病发病机制中的关键环节，并成为新的治疗靶点。研究还发现，银屑病与肥胖、代谢综合征、心血管疾病、自身免疫性疾病等多种疾病共病发生率增加。银屑病虽然治疗困难，部分患者常罹患终身，但没有传染性。

▲ **怎么识别银屑病的皮疹？**

银屑病的典型临床表现为鳞屑性红色斑块，初发为直径 0.1～1cm 的红色丘疹、斑丘疹，逐渐增大或融合成界限清楚的红色斑块，直径在 1cm 到数厘米不等，可少量散在分布，也可泛发，小斑块融合成大斑块，甚至覆盖全身。皮损表面覆白色鳞屑，刮除表面鳞屑下面发亮的半透明薄膜可见小出血点，称点状出血现象，此为银屑病特征性表现。皮疹通常好发于头皮、躯干、臀部和四肢伸侧面。银屑病根据临床表现特点的分型主要有寻常型（包括点滴型和斑块型）、脓疱型（分为泛发性和局限性）、红皮病型及关节病型银屑病，其中慢性斑块型银屑病最为常见。

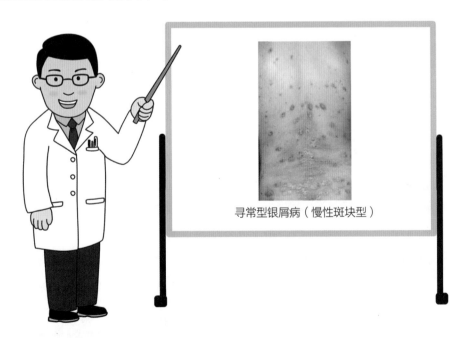

寻常型银屑病（慢性斑块型）

▲ **银屑病的治疗原则和方法主要有哪些？**

银屑病治疗需要系统性和长期的管理，治疗原则强调规范（使用目前皮肤科学界公认的治疗药物和方法）、安全和个体化。本病经过规范、有效的治疗多可以缓解症状、延缓复发，但尚不能完全防止复发。银屑病的治疗方法主要有局部治疗（常用润肤剂、维生素 D_3 衍生物、维 A 酸类、糖皮质激素等）、系统治疗（常用甲氨蝶呤、环孢素、维 A 酸类、抗生素及生物制剂等）、物理治疗（紫外线光疗、洗浴疗法）及心理治疗等。近年，银屑病的治疗药物研发进展迅速，一系列针对免疫特异性靶点的生物制剂及小分子药物相继上市，临床应用于中/重度银屑病的治疗，大大提高了疗效、长期安全性及便利性。

▲ 老年银屑病的皮肤如何进行护理保健？

皮肤护理保健是银屑病防治的重要环节。持之以恒的皮肤自我护理保健不仅能辅助治疗银屑病，更重要的是通过修保皮肤屏障预防银屑病复发。银屑病皮肤护理保健主要须注重以下几点：

（1）皮肤清洁护理：去污、去皮屑，改善皮肤干燥状态，促进水合作用。用清水或使用既有保湿又有清洁作用的皮肤清洁剂，以沐浴为主，水温最好在 35～37℃，时间不超过 15 分钟，最佳频率是每天 1 次，避免用力搓揉。

（2）使用保湿润肤剂：有利于皮肤屏障修护。可于浴后、光疗后立即使用，或每天使用 1～2 次。

（3）根据皮损程度和范围，可以采用封包疗法或湿包裹疗法，以增加局部药物吸收，增强药物疗效，缓解瘙痒。

（4）光疗皮肤护理：进行光疗期间，应避免用光敏感药物或含光敏感成分的护肤品；为使光疗发挥最大效应，每次光疗前不宜涂抹任何外用药或保湿剂；光疗中做好眼睛、面部等防护，男性还要注意保护外生殖器部位；光疗后宜立即使用保湿润肤剂。

三　常见老年肿瘤性皮肤病的防治

（一）脂溢性角化病

脂溢性角化病（seborrhoeic keratosis，SK）是一种临床常见的良性皮肤肿瘤，常见于老年人，男女均可发生，是皮肤老化的常见表现。据统计，超过 90% 的 60 岁以上成年人有 1 枚至多枚脂溢性角化病皮损。

◉ 核心知识

1. 脂溢性角化病是一种良性皮肤肿瘤。

2. 脂溢性角化病主要发生于老年人群。

3. 脂溢性角化病明确诊断后可以按需采取治疗措施。

临床实践

▲ **脂溢性角化病的危险因素有哪些？**

脂溢性角化病的确切病因尚不清楚，一般认为它是一种退行性改变，晒伤、皮炎、皮肤摩擦等可能是其发生的诱因。

▲ **脂溢性角化病的临床特征是什么？**

脂溢性角化病可出现在除手掌和脚底皮肤外的任何区域，表现为肤色、棕色、黑色或混合色的扁平或凸起的丘疹或斑块，直径 1mm 到数厘米，表面光滑、呈蜡质，或疣状凸起。

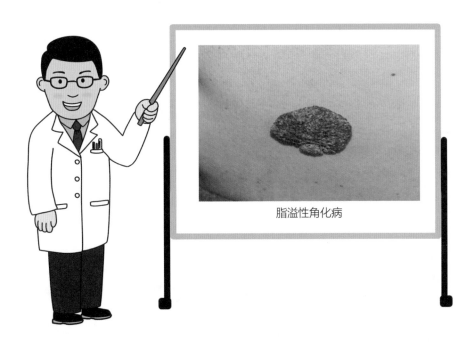

脂溢性角化病

▲ **脂溢性角化病需要治疗吗？如何治疗？**

脂溢性角化病不是癌前病变，但有时难与皮肤癌区分别开，偶有脂溢性角化病皮损内或周围出现恶性肿瘤，借助皮肤镜检查或病理活检可明确诊断。单纯脂溢性角化病一般不需要治疗，如果患者因瘙痒、摩擦或影响美观要求治疗，可选择二氧化碳激光、液氮冷冻、手术切除、电外科术、局部化学换肤等方法去除脂溢性角化病皮损。

（二）基底细胞癌

基底细胞癌（basal cell carcinoma，BCC）是一种常见的、局部浸润性非黑色素瘤性皮肤癌，是最常见的皮肤恶性肿瘤，占非黑色素瘤性皮肤癌的 75%～80%。

 核心知识

1. 基底细胞癌是最常见的皮肤恶性肿瘤。
2. 基底细胞癌极少发生转移，但明确诊断后应早期治疗。
3. 基底细胞癌的预防要点是避免晒伤。

临床实践

▲ 基底细胞癌的危险因素有哪些？

基底细胞癌的发病率随着年龄增长而升高，男性普遍高于女性。男性和女性均好发于头部和颈部，此外女性多见于下肢，男性常见于耳后。基底细胞癌的危险因素包括既往基底细胞癌或其他形式皮肤癌病史、反复晒伤、既往皮肤损伤、遗传综合征、电离辐射、砷暴露以及疾病或药物引起的免疫抑制等。

▲ 基底细胞癌的临床特征是什么？

基底细胞癌是一种局部侵袭性皮肤肿瘤，常表现为肤色、粉色缓慢生长的斑块或结节，直径在数毫米至数厘米不等，常有自发性出血或溃疡。基底细胞癌极少转移，死亡病例罕见，可发生于免疫抑制患者，转移常发生于侵袭性组织型，如浸润型、变异型等。基底细胞癌有 20 多种组织学生长模式。其中，结节型是最常见的面部基底细胞癌类型，其病损表面光滑，可有中央凹陷或溃疡，边缘卷曲；浅表型是年轻人中最常见的类型，好发于上躯干和肩部，表现为轻微鳞片状不规则斑片。

▲ 基底细胞癌如何治疗？

基底细胞癌在临床上通过典型外观和缓慢增大的皮损表现来诊断，活检或切除后组织病理可证实诊断。治疗方法的选择取决于类型、大小、位置、皮损个数等。大多数原发性基底细胞癌可通过手术切除治疗。切除范围包括肿瘤及其周围 3～5mm 正常皮肤，较大病变者可能需要皮瓣或皮肤移植来修复缺损。基底细胞癌还可采用光动力治疗。光动力治疗可作为浅表型基底细胞癌及侵袭深度 < 2mm 的结节型基底细胞癌的临床治疗方法，具有与手术疗法相当的疗效，尤其肿瘤部位特殊、肿瘤多发、无法耐受手术或对美容要求高的基底细胞癌患者

可考虑采用。此外，还可采用刮除术、电外科、冷冻、外涂咪喹莫特、氟尿嘧啶霜和放疗等治疗方法。治疗后建议长期随访，检查有无残留和复发。晚期或转移性基底细胞癌需多学科会诊，采用外科手术、放疗、靶向治疗等联合治疗方案。

▲ **基底细胞癌可以预防吗？**

预防基底细胞癌的要点是避免晒伤，尤其是肤色白、有基底细胞癌个人史或家族史的高危人群，应注意避免阳光下暴晒，在户外遮挡暴露的皮肤，涂抹高防护系数（SPF50+）广谱防晒霜，预防疾病发生和减少基底细胞癌皮损数量。

▲ **基底细胞癌预后如何？**

大多数基底细胞癌经早期发现、早期诊断、及早干预，可实现治愈。有资料显示，50% 的患者在第 1 次发生后 3 年内会再发，同时患其他皮肤癌的风险也会增加。因此，基底细胞癌患者治疗后应定期自我检查皮肤和长期规律随访。

（三）光线性角化病

光线性角化病又叫日光性角化病、老年性角化病，是长期日光暴露所引起的一种癌前病变，电离辐射、热辐射、化学致癌物（如沥青、煤焦油等）也与该病的发生相关。该病通常表现为淡褐色或灰白色的圆形或不规则形皮疹，直径为 0.5 ~ 1cm，边界清楚，可单发或多发。少部分未经正规治疗者可发展为皮肤鳞状细胞癌。

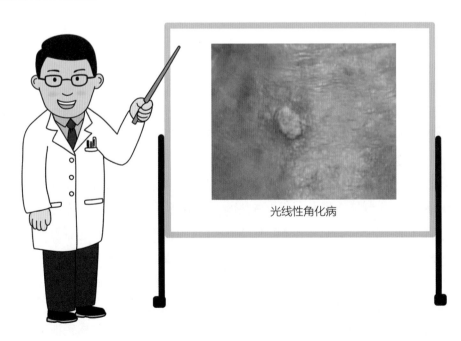

光线性角化病

核心知识

1. 光线性角化病是长期日光暴露引起的一种癌前病变。
2. 光线性角化病病损容易发生在皮肤暴露于外界的部位。
3. 少部分未经治疗的光线性角化病可发展为皮肤鳞状细胞癌。

临床实践

▲ **光线性角化病是什么引起的?**

长期日光照射、电离辐射、热辐射以及化学致癌物（如沥青、煤焦油等）都与该病的发生相关。

▲ **哪些人容易得光线性角化病?**

光线性角化病常发生在中老年人。男性较女性多见，肤色白皙者更容易发病。病损常发生在皮肤暴露于外界的部位，如头部秃发处、面部、唇部、颈部以及手背等。

▲ **光线性角化病如何防治?**

预防措施：避免长时间日光暴晒，尤其不宜在上午 10 时至下午 2 时日光照射最强时进行户外活动（尽量减少该时段户外活动）；采取多种防晒措施，重点"关照"暴露部位，保持使用防晒护肤用品等良好的习惯，在户外撑遮阳伞、戴宽边帽、穿长袖衣衫；避免长期或直接接触砷、多环芳香族碳氢化合物、焦煤油等化学致癌物；养成良好的生活习惯，避免吸烟、熬夜等；留意自己皮肤状况，发现异常情况，应尽早就医。

治疗方法：主要包括光动力疗法、液氮冷冻、电烧灼、激光、外用及口服药等。

（四）皮肤鳞状细胞癌

皮肤鳞状细胞癌（简称鳞癌）是非黑色素瘤性皮肤癌中常见的肿瘤之一。皮疹初期通常表现为境界不清的小结节，逐渐演变为疣状、乳头状或菜花状，中央易发生溃疡，发生坏死、出血，伴恶臭。皮肤鳞状细胞癌可进行性扩大，进一步侵犯深部肌肉和骨骼等，易发生转移。诊断"金标准"为皮肤活组织病理学检查。

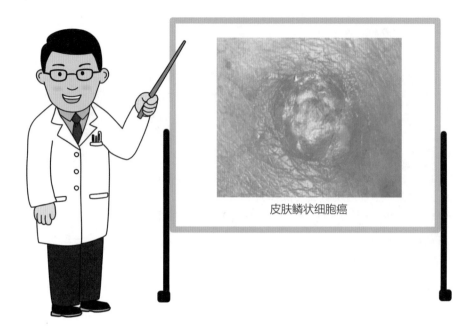

皮肤鳞状细胞癌

核心知识

1. 皮肤鳞状细胞癌是一种皮肤恶性肿瘤。
2. 可扩大转移,侵犯深层组织。
3. 早期诊治与定期规律随访至关重要。

临床实践

▲ **皮肤鳞状细胞癌是什么引起的?**

长期紫外线照射是皮肤鳞状细胞癌最主要的危险因素;其发病还与免疫抑制、病毒感染、癌前期皮肤病、接触化学致癌物以及慢性皮肤病和一些遗传疾病相关。

▲ **哪些人会得皮肤鳞状细胞癌?**

皮肤鳞状细胞癌常发生在老年人,好发于头面部、颈部、手背等。根据最新人口普查及流行病学调查数据估算,我国皮肤鳞状细胞癌中位发病年龄为67岁,男女比约为 2.08∶1。

▲ **皮肤鳞状细胞癌如何防治?**

预防措施:避免长时间日光暴晒,采取多种防晒措施,如保持使用防晒护肤用品等良好的习惯,在户外撑遮阳伞、戴宽边帽、穿长袖衣衫;养成良好的生活习惯,避免吸烟、熬夜等;发现皮肤异常情况,应尽早就医;积极治疗癌前期皮肤病（如光线性角化病、黏膜白斑、砷角化病等）和慢性皮肤病（如慢性溃疡、红斑狼疮、萎缩硬化性苔藓等）。

治疗方法：根据肿瘤的大小、组织分化程度以及患者的年龄和身体状态等，可采取手术治疗和非手术治疗（如局部药物治疗、冷冻治疗、光动力疗法、放射治疗及化疗等系统治疗），治疗后须根据风险等级定期随访，极高危型者需要终身随访。

（五）鲍恩病

鲍恩病又称为原位鳞状细胞癌、皮肤原位癌，是一种常见的表皮内鳞状细胞癌，多见于中老年人。

核心知识

1. 鲍恩病好发于头面部和四肢等易发生日光暴露的部位。
2. 鲍恩病进展缓慢，但仍有发展成为侵袭性鳞状细胞癌的可能。
3. 鲍恩病明确诊断后，应尽早进行手术或光动力治疗。

临床实践

▲ 鲍恩病的危险因素有哪些？

鲍恩病的皮损常发生在曝光部位，故发病可能与长期日光暴露有关。鲍恩病可于砷剂接触后发病，皮损处含砷量较高。此外，鲍恩病还与人乳头瘤病毒（human papilloma virus，HPV）、电离辐射、免疫抑制、遗传因素有关。

▲ 鲍恩病的临床特征是什么？

鲍恩病好发于日光暴露部位，多见于头面部和四肢，也可见于躯干、黏膜处，患者一般无自觉症状，多为单发。病损表现为淡红或暗红色丘疹和斑片，逐渐扩大成形状不规则的斑块；可见白色和淡黄色鳞屑，或棕色、灰色厚的结痂，强行剥离结痂则暴露湿润的糜烂面，潮红，呈红色颗粒状或肉芽状，但很少出血。触诊时，其边缘和底部较硬，边界明显，表面呈扁平或不规则高起，或呈结节状。

101

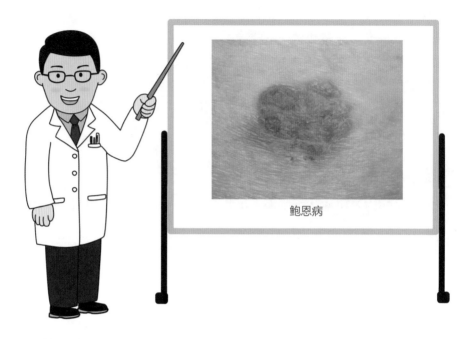

鲍恩病

▲ **鲍恩病如何防治？**

预防措施：以严格防晒为主。

治疗方法：对于鲍恩病，早期诊断、及时治疗十分重要。建议采取手术治疗、光动力治疗或两者联合。艾拉动力疗法（ALA-photodynamic therapy，ALA-PDT）治疗鲍恩病主要用于不能耐受手术，或因特殊部位手术切除后影响美观和功能等原因不适宜或不愿接受手术，并愿意承担保守治疗相应风险的病例。鲍恩病并发或以后发生恶性肿瘤的概率较大，故患者确诊后，应及时做全身检查，观察有无发生其他肿瘤的可能。治疗后应长期定期随访。

▲ **鲍恩病的预后如何？**

鲍恩病病程缓慢，出现后可迁延数年至数十年，绝大多数患者终身保持其原位癌状态，有 3%～5% 的病例演变为鳞状细胞癌。

（六）皮肤黑色素瘤

皮肤黑色素瘤是黑素细胞来源的恶性肿瘤。其发病率和致死率在近数十年来逐渐增加，是对人类危害最大的皮肤肿瘤之一。黑素细胞的非癌性生长会导致黑素细胞痣，癌性生长则导致黑色素瘤。

核心知识

1. 皮肤黑色素瘤是对人类危害最大的皮肤恶性肿瘤之一。
2. 皮肤黑色素瘤一经确诊应尽早手术治疗。
3. 皮肤黑色素瘤的预后与侵袭范围和深度相关。

临床实践

▲ **皮肤黑色素瘤的危险因素有哪些？**

黑色素瘤的高危因素有紫外线照射、高龄、黑色素瘤病史或家族史、基底细胞癌或鳞状细胞癌病史、黑色素细胞痣（痣）多个（＞5个）、非典型痣（＞2个）、易晒伤、帕金森综合征史。

▲ **皮肤黑色素瘤的临床特征是什么？**

黑色素瘤可以发生在身体的任何部位，多发生于四肢末端、头颈部皮肤等，也可见于躯干部位皮肤以及黏膜，可有瘙痒或触痛，严重病变易出血或结痂。黑色素瘤在水平生长阶段，通常是平坦的，进入垂直生长阶段，变厚并隆起。浅表黑色素瘤具有 ABCDE 特征，即形状和颜色不对称（**a**symmetry），边界不规则（**b**order），颜色变化（**c**olour），皮损直径（**d**iameter）≥ 6mm，生长迅速（**e**volving）。结节性黑色素瘤具有 EFG 特征，即突出皮面（**e**levated），触感牢固（**f**irm to touch），生长迅速（**g**rowing）。

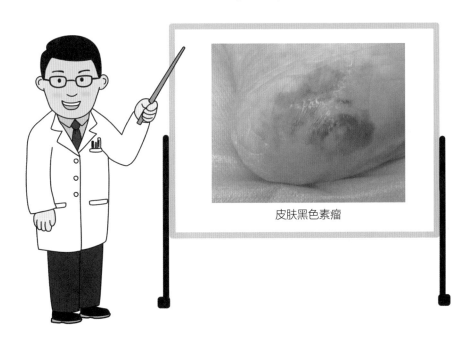

皮肤黑色素瘤

▲ 皮肤黑色素瘤如何防治？

预防措施：目前尚无可有效预防黑色素瘤的方法，防晒可能有助于减少黑色素瘤的发生。

治疗方法：黑色素瘤一旦确诊，应尽早在原发部位进行广泛的局部切除。手术切除范围取决于黑色素瘤的厚度及部位：原位黑色素瘤的手术切除边距 5 ~ 10mm；直径 < 1mm 黑色素瘤的手术切除边距 10mm；直径 1 ~ 2mm 黑色素瘤的手术切除边距 10 ~ 20mm；直径 > 2mm 黑色素瘤的手术切除边距 20mm。如果黑色素瘤转移，致局部淋巴结增大，应完全切除局部淋巴结。如果怀疑局部淋巴结转移，应行前哨淋巴结活检。对于晚期黑色素瘤，可考虑双靶联合免疫治疗，即程序性细胞死亡基因 1（programmed cell death gene，PD1）/程序性细胞死亡配体 1（programmed cell death 1 ligand 1，PDL1）单抗、达拉非尼联合曲美替尼。

▲ 皮肤黑色素瘤预后如何？

原位黑色素瘤可以通过切除治愈。侵袭性黑色素瘤扩散和最终死亡的风险取决于多种因素，其中主要的是手术切除时的 Breslow 厚度：厚度 < 0.75mm 的黑色素瘤很少发生转移，厚度在 0.75 ~ 1mm 的肿瘤转移风险约为 5%，风险随着厚度的增加而稳步增加，厚度 > 4mm 的黑色素瘤有 40% 左右的转移风险。

（七）乳房外佩吉特病

乳房外佩吉特（Paget）病又称乳房外湿疹样癌，是一种罕见的上皮内腺癌，属于皮肤恶性肿瘤，通常发生在肛门生殖器或腋窝皮肤。乳房外佩吉特病分为原发性和继发性：皮肤的原发性乳房外佩吉特病是皮肤起源的；继发性乳房外佩吉特病与身体其他部位的原发性腺癌有关。

核心知识

1. 乳房外佩吉特病容易发生在外阴、肛门及腋下等特殊部位。
2. 乳房外佩吉特病有类似湿疹样表现，容易延误诊断。
3. 对于乳房外佩吉特病，早期规范治疗及全身筛查十分重要。
4. 乳房外佩吉特病复发率高，定期复诊至关重要。

临床实践

▲ 哪些人易患乳房外佩吉特病？

乳房外佩吉特病通常见于 50 岁以上中老年人，在 65 岁达到发病高峰。在亚洲人群中男性较多发，白种人中女性多发。在男性患者中，亚裔人和太平洋岛民占比最大，其次是白种人。

▲ 乳房外佩吉特病的病因是什么？

目前，人们对乳房外佩吉特病的病因仍知之甚少。它最常见于大汗腺腺体丰富的皮肤。原发性乳房外佩吉特病的起源细胞是表皮起源的；继发性乳房外佩吉特病是由其他部位肿瘤（如直肠、膀胱、尿道、前列腺、子宫颈或胃的腺癌）直接扩展或转移引起的。在 1/3 的肛周乳房外佩吉特病病例中可以发现潜在直肠腺癌。

▲ 乳房外佩吉特病有哪些表现，会疼痛吗？

乳房外佩吉特病最常见的表现为外阴、肛周、阴茎、阴囊、腹股沟或腋窝的一个非对称或单侧红色或粉红色鳞片状斑块，发生于头皮、脐部、大腿和面部的异位乳房外佩吉特病极少见。乳房外佩吉特病通常生长缓慢，皮损边缘不规则，界限不清，经常导致误诊为炎症性皮肤病；可以伴有瘙痒并出现表皮脱落，可以有灼痛、疼痛和刺激感，可能会有颜色变深或变浅，或溃疡或结痂。侵袭性皮损可能会有质地硬的类圆形小包块。

▲ 诊断乳房外佩吉特病后还需要做什么检查？

一旦确诊乳房外佩吉特病，就要评估潜在的内部恶性肿瘤，需要做如下检查：淋巴结超声检查或穿刺活检排除转移；子宫颈和乳房检查；胃肠镜检查、盆腔 CT 检查、结肠镜检查（用于肛周乳房外佩吉特病）、膀胱镜检查（用于尿道乳房外周围佩吉特病）；男性前列腺特异性抗原（PSA）测试和前列腺检查，排除肿瘤可能。

▲ 乳房外佩吉特病如何治疗？

乳房外佩吉特病一经确诊，应早期进行扩大手术切除或 Mohs 显微手术；若损害较大，累及腹股沟和肛周，需要做植皮术；光动力治疗乳房外佩吉特病有效，但长期疗效有待进一步研究验证；手术联合术后光动力治疗有助于降低术后复发率。

▲ 乳房外佩吉特病治疗后还需要复诊吗，复发率怎么样？

一般来说，乳房外佩吉特病预后良好，患者 5 年总生存率为 75%～95%，但根治术后生活质量会受到显著影响。另外，它可能发展为具有转移性的侵袭性癌。由于复发率高（30%～60%），建议患者坚持长期随访，监测局部疾病复发、内脏恶性肿瘤发展、区域淋巴结肿大或远处转移。

四 常见老年感染性皮肤病的防治

（一）细菌性皮肤病

核心知识

1. 细菌性皮肤病是由细菌侵犯皮肤引起的感染性皮肤病，如脓疱疮、毛囊炎、疖、痈、丹毒及蜂窝织炎等。老年人常见丹毒或蜂窝织炎。

2. 金黄色葡萄球菌、化脓性链球菌是最常见的细菌性皮肤病致病菌。

3. 细菌性皮肤病的诱发因素包括高温、潮湿、多汗、卫生习惯不良、搔抓皮肤以及全身系统性疾病等。

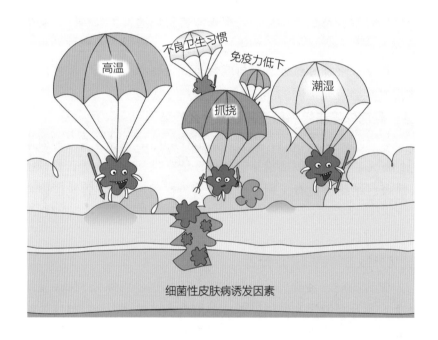

细菌性皮肤病诱发因素

4. 细菌性皮肤病的临床表现主要为在皮肤局部出现红、肿、热、痛的损害，严重时有水疱、化脓或破溃，可引起发热、寒战及全身不适。

临床应用

患者，男，63岁。2天前突然发热，至发热门诊就诊，检查显示血白细胞和C反应蛋白均增高，遵医嘱口服抗菌药物。次日，患者体温恢复正常，右小腿出现红、肿、热、痛的皮损，至皮肤科就诊，确诊丹毒，同时检查发现足部有足癣。因此医生推断，患者发热是由丹毒引起的，而丹毒则是足癣所致，继续给予患者口服抗菌药物治疗（疗程2周），同时外用抗真菌药物治疗足癣，并嘱患者注意休息，抬高患肢。

▲ 细菌性皮肤病如何治疗？

（1）局部治疗：如果皮损小如毛囊炎，无发热，可以局部外用复方多黏菌素B软膏、莫匹罗星软膏或夫西地酸乳膏等抗菌药物。

（2）系统治疗：如果皮损较大或广泛，出现了发热等全身不适，如疖、痈、丹毒或蜂窝织炎，需要进行系统抗菌药物治疗，给予青霉素类、头孢菌素类、大环内酯类、喹诺酮类等。

（3）切开引流：对于单发疖肿，热敷可促进皮损成熟、引流和恢复；大的或深在、有波动感的皮损需要切开引流。

（4）物理治疗：微波、紫外线等物理治疗有助于细菌性皮肤病的康复。

▲ 治疗下肢丹毒或蜂窝织炎需要注意什么？

足癣是引起下肢丹毒或蜂窝织炎的主要诱因。因此，在治疗下肢丹毒或蜂窝织炎的同时积极治疗足癣，可以预防复发。

▲ 如何预防细菌性皮肤病？

注意皮肤清洁，保持良好的个人卫生；避免搔抓、摩擦或挤压皮肤；积极治疗瘙痒性皮肤病及导致机体免疫功能下降的系统性疾病。已经发生皮肤细菌感染者除积极治疗以外，应每天清洗床单和衣物，以含酒精或次氯酸钠的消毒剂处理污染物，包括手机、键盘、玩具和运动装备等潜在污染物。

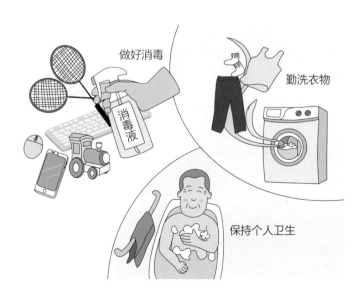

做好消毒　　勤洗衣物　　保持个人卫生

（二）真菌性皮肤病

核心知识

1. 真菌性皮肤病是指由真菌所致的皮肤感染，其中最常见的是浅部真菌病。

2. 浅部真菌病指累及皮肤、毛发、甲板、表浅黏膜的真菌感染，主要包括皮肤癣菌病、马拉色菌感染、浅表念珠菌感染等。其中，皮肤癣菌病最常见。

3. 皮肤癣菌病是指由皮肤癣菌引起的毛发、皮肤和甲板感染，一般按照侵犯身体的部位命名，如头癣、体癣、股癣、手癣、足癣、甲癣（俗称灰指甲）等。其中，老年人最常见的是足癣和甲癣。

4. 足癣是累及足底和趾间的皮肤癣菌感染，可表现为趾间红斑、脱屑、皲裂和浸渍，后两趾间最常受累（趾间型足癣），也可表现为足内侧水疱和大疱（水疱型足癣），还可表现为一侧或双侧足底弥漫皮肤增厚、红斑、脱屑和皲裂（角化型足癣）。

5. 甲癣特指甲的皮肤癣菌感染。甲真菌病包括皮肤癣菌、酵母菌及非皮肤癣菌霉菌感染等甲真菌感染，主要表现为甲板增厚、变色、碎裂等。

临床实践

患者，女，60岁，出现足部皮损30多年。开始时发生在脚趾缝，出现脱皮，伴痒，夏季加重，自行短期外用一些治疗"脚气"（足癣）的药物，不痒就停药；之后，整个足底皮肤变厚、粗糙，不痒；10年前发现双足部分甲板增厚、变黄；近5年，右手掌出现皮肤变厚、粗糙，不痒。由于无明显不适感，患者一直未曾诊治。近日，患者因要帮儿媳带孩子，担心手部皮损传染给孩子，到医院到皮肤科就诊，经检查（皮屑和甲屑直接镜检示真菌阳性）诊断为足癣、甲癣、手癣。医生给予口服和外用抗真菌药物联合治疗。

▲ 哪些情况下容易患足癣？

（1）足部皮肤缺乏皮脂腺和穿着不透气的鞋子造成湿润环境是足癣最重要的发病因素。

（2）在湿热地区和高温季节足癣高发。

（3）因与他人混穿鞋袜和／或裸足在公共浴室、健身房、游泳池等场所行走，密切接触皮肤癣菌污染物而被感染。

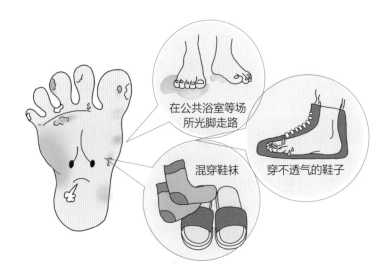

在公共浴室等场所光脚走路

穿不透气的鞋子

混穿鞋袜

（4）老年人初发足癣很少。往往是在青壮年时期发生足癣，未曾诊治或不规范诊治，迁延不愈到老年。皮肤癣菌感染可逐渐波及趾甲而引起甲癣。

▲ **哪些情况下考虑得足癣了？**

出现如下情况时应考虑足癣可能：在足的第4和5、3和4趾间出现脱皮伴瘙痒；或在足底皮肤出现水疱伴痒；或双足底皮肤增厚、粗糙、脱皮，冬季裂口伴疼痛，瘙痒不明显。皮肤科刮皮屑进行真菌直接镜检可以确诊。

▲ **足癣不治疗有什么危害？**

（1）足癣是一种传染病。例如，足癣患者裸足行走时，其带菌的皮屑会污染地板，他人接触被污染的地板就可能感染皮肤癣菌。

（2）足癣可在身体不同部位之间自我接种传播，引起手癣、体癣、股癣、甲癣。

（3）足癣可以引起一些并发症，如足癣继发细菌感染，足癣引起丹毒和蜂窝织炎，足癣并发湿疹及癣菌疹。

（4）足癣波及趾甲引起甲癣，甲板增厚、变色、变碎，可导致嵌甲、甲沟炎，出现疼痛。甲癣是糖尿病患者发生糖尿病足的一个危险因素。

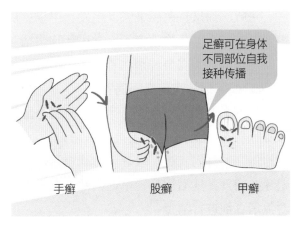

足癣可在身体不同部位自我接种传播

手癣　　股癣　　甲癣

▲ 宠物与皮肤癣菌病相关吗？

亲动物或亲土性皮肤癣菌可以引起人畜共患疾病。最常涉及的动物有猫、狗、兔、仓鼠、豚鼠、刺猬、牛、羊、貂、狐狸等。接触患病的动物或污染的环境的人，尤其学龄前儿童和老年人，容易罹患头癣和体癣（俗称钱癣）。

如果发现躯干、上肢等部位出现类似钱币状、境界清楚的红色皮损，并且最近接触过宠物或流浪猫犬等，首先要考虑体癣。绝经后的老年女性或患糖尿病、贫血等基础疾病，长期系统应用糖皮质激素或免疫抑制剂等致免疫功能受损的人，如果头皮出现脱屑，并有断发，需要考虑头癣。

▲ 浅部真菌病首选什么治疗？需要治疗多长时间？

对于浅部真菌病，首选局部治疗，起效较快，费用较低，不良反应少。常用的外用抗真菌药物有咪康唑、酮康唑、特比萘芬、阿莫罗芬、利拉萘酯、环吡酮胺等。对于手足角化增厚明显的患者，还可配合外用角质剥脱剂，如水杨酸等。使用外用药膏时，取适量均匀轻揉涂于患处（用药范围要比实际皮损范围大一些），避免发生浸渍。注意，对于发生在腹股沟部位的股癣或念珠菌间擦疹，不可外用刺激性较大的制剂，如含水杨酸的制剂。

一般，体癣、股癣、皮肤念珠菌病、花斑糠疹（汗斑）的疗程为2~4周；手癣和足癣的疗程为4~6周。

▲ 浅部真菌病可以外用糖皮质激素类药物吗？

切记，避免单独外用糖皮质激素类药物。含抗真菌药物的糖皮质激素制剂（如曲安奈德益康唑乳膏）可以用于治疗炎症较重的体癣或股癣，但应注意预防糖皮质激素不良反应，疗程控制在1~2周内，随后改为外用单方抗真菌药物至皮损清除。

▲ 浅部真菌病在什么情况下需要口服药物治疗？

一般，如果真菌感染波及毛发、甲板，皮损泛发或外用药物治疗无效，就需要口服抗真菌药物治疗了，常用药物包括灰黄霉素、特比萘芬、伊曲康唑或氟康唑。老年人需要特别注意所用药物之间的相互作用，规避风险。

▲ 如何预防浅部真菌病？

足癣患者在洗浴后应将足部（特别是趾间）皮肤擦干；宜穿棉纱袜，并每天更换；鞋应透气；外用抗真菌粉剂于趾间、足、袜和鞋中，每天1次或2次；勿穿紧身内衣裤；最好同时积极治疗家庭成员及家养宠物的皮肤癣菌病；避免共用日常生活用品；家庭内部共用的物品都可能被皮肤癣菌污染，建议用含氯消毒剂进行消毒。

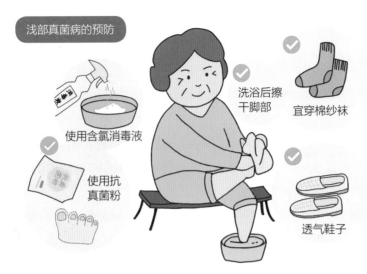

浅部真菌病的预防

使用含氯消毒液

使用抗真菌粉

洗浴后擦干脚部

宜穿棉纱袜

透气鞋子

（三）病毒性皮肤病

核心知识

1. 病毒性皮肤病是指由病毒感染引起的以皮肤黏膜病变为主的一类疾病。老年人最常见的是带状疱疹，一些处于免疫抑制状态的老年人有时会发生泌尿肛门生殖器疣（尖锐湿疣）。

2. 带状疱疹是由长期潜伏在脊髓后根神经节或脑神经节内的水痘 - 带状疱疹病毒经再激活引起的感染性皮肤病。前驱期出现瘙痒、刺痛、压痛、感觉过敏或剧烈疼痛。多数患者会沿同一感觉神经节段区出现红斑基础上群集的水疱。

3. 尖锐湿疣是由人乳头瘤病毒所致的涉及泌尿、生殖道和肛肠系统的病毒性皮肤病，又称生殖器疣，主要发生在外生殖器和会阴、肛周或皮肤黏膜交界处，如腹股沟皱褶和阴阜，病变可延伸到阴道、尿道或肛管。皮损通常呈散在、无蒂、表面光滑的外生性乳头状或尖锐状湿疣，可以是肤色、棕色或发白。

临床实践

▲ 带状疱疹

患者，女，65 岁，最近筹备儿子的婚礼，忙前忙后十分劳累。在发病前约 1 周，患者左侧腰部出现瘙痒，摸起来有点麻麻的感觉，外用止痒药膏等，症状没有得到控制，随后局部出现红斑、水疱，伴阵发性刺痛感，皮肤接触衣服时疼痛难忍，夜间甚至会突然痛醒，遂到医院皮肤科就医。医生诊断为"带状疱疹"，开了口服及外用药物，并嘱其注意休息。1周后，患者皮损逐渐干燥结痂，疼痛明显减轻。

（1）为什么老年人带状疱疹发病率高，是否有预防措施？

50岁以上人群随着年龄增长水痘-带状疱疹病毒（VZV）特异性细胞免疫功能逐渐降低，因此带状疱疹的发病率、住院率和病死率会随年龄增高逐渐升高。目前对于≥50岁的成年人可以通过接种带状疱疹疫苗预防带状疱疹。

（2）带状疱疹是如何发生的？

带状疱疹可以自发，但更多情况是诱发因素（如高龄、恶性肿瘤、应用免疫抑制剂、放射治疗、外伤、疲劳等）导致机体免疫力下降时，潜伏的水痘-带状疱疹病毒被激活，并沿感觉神经轴索移行到该神经支配区域，在皮肤内病毒复制、增殖，产生水疱，使受累的神经和皮肤发生炎症，甚至坏死，产生神经痛。

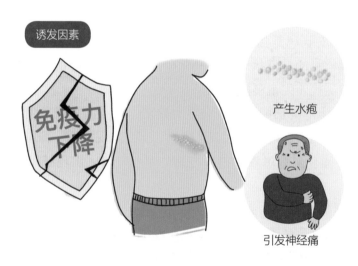

（3）如何考虑患者是否患上带状疱疹？

老年人出现单侧皮损伴有疼痛时，需要考虑患带状疱疹的可能性，应尽早到皮肤科就诊，明确诊断后尽早开始抗病毒和止痛治疗，以预防疱疹后神经痛的发生。对于只有单侧疼痛而没有皮损发生者，建议到骨科、心血管内科、神经科等就诊，若排除疼痛部位其他相关疾病，则须至皮肤科就诊，考虑无疹型带状疱疹。

（4）带状疱疹会传染吗？

带状疱疹的皮损疱液或糜烂面含有水痘-带状疱疹病毒，尚未患过水痘的儿童和其他易感者应避免接触。接触带状疱疹患者而被传染人会发生水痘，而非带状疱疹。

（5）带状疱疹有哪些典型表现？

带状疱疹患者最初可以感觉身体虚弱、疲乏；身体单侧出现异常疼痛感，犹如火烧、针刺或电击；疼痛部位出现红斑，并很快出现米粒至绿豆大小的丘疱疹或水疱，成簇分布，带状排列。带状疱疹最常累及的部位是一侧肋间、腰骶和头面部。因此，若某人身体单侧突然发生疼痛，皮肤表面出现水疱，很可能是患了带状疱疹，应该尽快就诊。

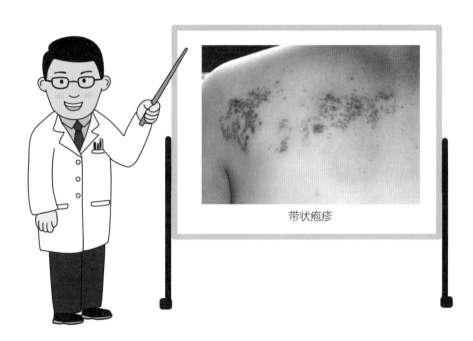

带状疱疹

（6）什么是带状疱疹后遗神经痛？

疼痛是带状疱疹的重要症状，常存在于疾病过程的始终。带状疱疹经过正规治疗后，一般 2 ～ 3 周，皮疹就会消退。但疼痛往往不会立刻消失，部分患者还会继续感觉剧烈疼痛。皮疹出现后持续超过 3 个月的疼痛被称为带状疱疹后遗神经痛。60 岁以上患者的带状疱疹后遗神经痛的发病率明显增高。疼痛症状可轻可重，严重时如针刺、刀割、烧灼、电击、撕裂，迁延不愈，部分患者疼痛可长达数年，严重干扰正常生活。患者常因此而出现失眠、抑郁、厌食、体重下降，甚至产生轻生念头。所以，疱疹愈合后依旧存在疼痛的患者要警惕带状疱疹后遗神经痛，并及时到疼痛科就诊。

（7）带状疱疹为何需要尽早进行抗病毒治疗？

对于带状疱疹，应尽早采取系统抗病毒药物治疗，以缓解急性期疼痛、限制皮损扩散、缩短皮损持续时间及预防带状疱疹后神经痛或减轻并发症。一般，在发疹后 24~72 小时内开始系统抗病毒治疗可获得最佳疗效；对于播散性合并免疫低下或内脏器官病变、累及眼部和耳部者，皮疹出现 72 小时后仍需要抗病毒治疗。治疗的药物包括阿昔洛韦、伐昔洛韦、泛昔洛韦、溴夫定和膦甲酸钠。

（8）带状疱疹患者为何需要尽早采取镇痛治疗？

早期进行镇痛治疗可缩短疼痛持续时间，降低治疗难度，预防疱疹后神经痛。治疗的药物包括普瑞巴林、加巴喷丁、阿米替林和 5% 利多卡因贴剂。

▲ 尖锐湿疣

患者，男，66 岁。肾移植术后 7 年，长期口服抗排异药物。2 个月前发现阴囊和股部出现许多增生性的皮损，且逐渐增多、增大，无不适感。患者否认高危性行为史。皮肤科诊断为尖锐湿疣。给予多次疣体冷冻治疗后，患者大部分皮损消退，但时常有一些新发疣体出现，需要间断进行冷冻治疗。

（1）人乳头瘤病毒（HPV）的特点：人乳头瘤病毒是广泛分布于人类中的一大组 DNA 病毒，通常会引起良性乳头状瘤或疣。高危型 HPV-16 和 HPV-18 等是宫颈癌及其前驱病变的原发性病原体。免疫功能低下患者往往会持续存在 HPV 感染，肛门生殖器新生物形成风险增加。因缺乏有效的抗病毒治疗措施，生殖器 HPV 感染的高发病率在性活跃人群中是一个很大的问题。目前，人类 HPV 疫苗可预防 90% 以上疫苗类型特异性生殖器 HPV 感染及相关新生物形成。

（2）人乳头瘤病毒（HPV）感染的高危因素有哪些？

糖尿病患者、器官移植受者、HIV 感染者、长期口服糖皮质激素及免疫抑制剂者容易发生 HPV 感染，且感染更频繁、持久，更易进展为上皮内新生物。人可通过轻度擦伤皮肤黏膜而暴露于 HPV，经浸渍导致感染。老年人多表现为泌尿、外生殖器及肛周尖锐湿疣。因此，老年人一旦发现这些部位出现疣体，应及时至皮肤科就诊。

（3）尖锐湿疣如何治疗？

对于尖锐湿疣，应尽快去除疣体，尽可能消除疣体周围亚临床感染和潜伏感染，以减少复发。物理疗法（包括冷冻、电灼、激光、光动力疗法等）可直接去除疣体，适用于皮损数较少者。疣的皮损数较多且不宜选用物理疗法者，可以选用鬼臼毒素酊、氟尿嘧啶软膏、咪喹莫特乳膏、干扰素凝胶、中药等。手术疗法适用于巨大尖锐湿疣或包皮末端多发性疣，术后需要配合局部外用药物或光动力疗法。

（四）寄生虫性皮肤病

核心知识

1. 寄生虫性皮肤病是指由寄生虫侵犯人体引起皮肤损害的一类疾病，常见的有疥疮和虱病。

2. 疥疮是由人疥螨引起的瘙痒性皮肤病，易在家庭、医院、养老院等场所引起集体流行。老年人因为免疫功能相对较弱而更易被感染，若细胞免疫功能受损则有发展成为结痂型疥疮的危险。

3. 寄生虫性皮肤病主要通过与患者密切接触传染，也可通过接触患者的污染物间接传染。

4. 患者会发生剧烈瘙痒，在夜晚或热水浴后尤重。典型皮损表现为小的红色丘疹，伴有不同程度抓痕；皮损对称分布，通常累及指缝、手腕屈侧、腰部等。隧道是疥疮的特征性表现，主要见于指缝。男性患者较常发生于阴茎及阴囊，表现为疥疮结节。

临床实践

患者，男，80 岁。3 个月前出现全身皮肤瘙痒，晚间为重，按照老年瘙痒症治疗无效，瘙痒始终没有缓解。之后因出现明显皮疹，又按照湿疹治疗，亦无效。患者至某医院皮肤科就诊，详细体检发现阴囊和阴茎有多发红色结节，手指间有皮损，直接镜检查到疥虫，最后确诊疥疮。按照疥疮治疗后，患者痊愈。与患者有密切接触的人员也同时接受了治疗。之后发现，曾在 3 个月前（按疥疮治疗前）来家里来看望患者的外地亲戚患了类似疾病。

▲ 疥疮是怎么回事？

疥疮是由人型疥螨在人皮肤角质层内开掘隧道引起的接触性传染性皮肤病。疥疮主要通过直接接触传染，如同卧一床、握手等；疥螨离开人体后可以在患者使用过的衣物、被褥、床单、枕巾、毛巾上生存 2 ~ 3 天，因此接触通过这些物品也间接传染。

▲ **疥疮好发在哪些部位？有哪些表现？**

疥疮好发在皮肤柔嫩处，如指缝、腕部屈侧、肘窝、腋窝、妇女乳房、脐周、腰部、下腹部、股内侧、外生殖器等，可见丘疹、水疱及隧道，伴有严重的瘙痒，尤其夜间瘙痒加剧，男性生殖器部位疥疮结节具有特征性。

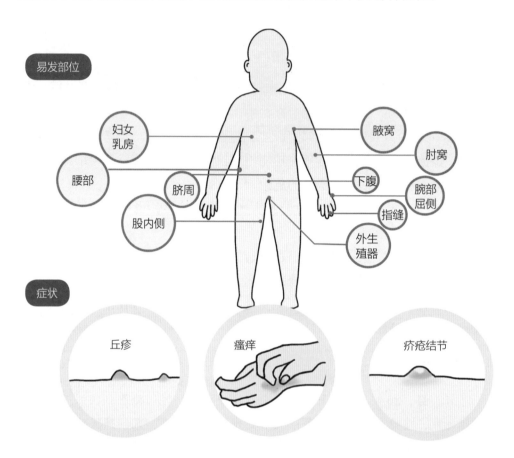

▲ **如何诊断疥疮？**

发现家中或单位有多人出现上述类似症状时，要首先考虑疥疮。在皮肤科经皮损刮片直接镜检查到疥螨、虫卵和粪便即可确诊，但镜检阴性不能排除诊断。

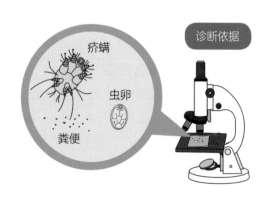

▲ **治疗疥疮的药物有哪些？**

治疗疥疮常用5%～10%硫软膏，需连用3晚，用药期间患者不能洗澡。硫黄较污浊、有难闻的气味，可以刺激皮肤，染污衣物。患者用林旦乳膏 24 小时后即可洗澡，但该药有潜在神经毒性，因此被列为治疗疥疮的二线药物。克罗米通乳膏及丁香罗勒油膏也可应用。

▲ 治疗疥疮的疗程多长？

推荐隔周外用两次抗疥药物。多数患者在首次用药 3 天内瘙痒症状即可消失，第二次用药是为了减少被污染物再次传染可能，并确保杀死所有可在卵的半保护环境下存活继而孵出的若虫。

▲ 用药过程中应注意什么？

老年疥疮患者应给从头到足趾的全身皮肤用药并留置过夜。其他年龄疥疮患者则不需要在头皮及面部涂药，但须着重在指（趾）缝、臀沟、脐及指（趾）甲下区域涂药。若疥疮继发细菌感染则需要使用抗菌药物治疗。

▲ 疥疮治疗后还有瘙痒怎么办？

疥疮经成功治疗后，瘙痒和皮损仍可持续存在 2～4 周，甚至更长时间，尤其外生殖器部位结节（疥疮结节），这种并不是治疗失败，而是机体对死亡疥螨的反应，死疥螨会在 2 周内随正常表皮剥脱而排出。必要时，可外用糖皮质激素治疗。

▲ 与疥疮患者密切接触过的人需要治疗吗？

无症状带虫者在家庭中较常见，因此，无瘙痒或临床症状的家庭成员和其他密切接触者必须同时进行治疗。

▲ 疥疮患者接触过的物品如何消毒？

为避免被污染物再次传染，患者在每次治疗前 1 周内使用过的衣物、织物、毛巾等须用热水清洗，并高温（不低于 60℃）烘干或装在袋子中密封保存 10 天。

▲ 疥疮患者家中的宠物需要治疗吗？

宠物不会携带人型疥螨，不需要治疗。

参考文献

[1] SOMES MP, TURNER RM, DWYER LJ, et al. Estimating the annual attack rate of seasonal influenza among unvaccinated individuals: A systematic review and meta-analysis[J]. Vaccine, 2018, 36(23): 3199-3207.

[2] Centers For Disease Control And Prevention CDC. Updated recommendations for prevention of invasive pneumococcal disease among adults using the 23-valent pneumococcal polysaccharide vaccine (PPSV23)[J]. MMWR Morb Mortal Wkly Rep, 2010, 59(34): 1102-1106.

[3] BADER MS. Herpes zoster: diagnostic, therapeutic, and preventive approaches[J]. Postgrad Med, 2013, 125(5): 78-91.

[4] SAUERBREI A. Diagnosis, antiviral therapy, and prophylaxis of varicella-zoster virus infections[J]. Eur J Clin Microbiol Infect Dis, 2016, 35(5): 723-734.

[5] GNANN JJ, WHITLEY RJ. Clinical practice. Herpes zoster[J]. N Engl J Med, 2002, 347(5): 340-346.

[6] CUNNINGHAM AL, LAL H, KOBAC M, et al. Efficacy of the herpes zoster subunit vaccine in adults 70 years of age or older[J]. The New England journal of medicine, 2016, 375(11): 1019-1032.

[7] BOUTRY C, HASTIE A, DIEZ-DOMINGO J, et al. The adjuvanted recombinant zoster vaccine confers long-term protection against herpes zoster: interim results of an extension study of the pivotal phase Ⅲ clinical trials (ZOE-50 and ZOE-70)[J]. Clinical Infectious Diseases, 2021, 74(8): 1459-1467.

[8] LÓPEZ-FAUQUED M, CAMPORA L, DELANNOIS F, et al. Safety profile of the adjuvanted recombinant zoster vaccine: pooled analysis of two large randomised phase 3 trials[J]，2019, 37(18): 2482-2493.

[9] FISHBEIN AB, SILVERBERG JI, WILSON EJ, et al. Update on atopic dermatitis: diagnosis, severity assessment, and treatment selection. J Allergy Clin Immunol Pract, 2020, 8(1): 91-101.

[10] MAURER M, ROSEN K, HSIEH HJ, et al. Omalizumab for the treatment of chronic idiopathic or spontaneous urticaria. N Engl J Med, 2013, 368(10): 924-935.

[11] 中华预防医学会流感预防控制工作委员会. 促进老年人季节性流感疫苗接种

专家共识 [J]. 中华医学杂志，2021，101（08）：530-538.

[12] 国家免疫规划技术工作组流感疫苗工作组 . 中国流感疫苗预防接种技术指南
（2020 – 2021）[J]. 中华预防医学杂志，2020，（10）：1035-1059.

[13] 姚开虎 . 中国肺炎链球菌性疾病负担概况 [J]. 中华医学杂志，2020，100
（42）：3363-3366.

[14] 孟庆红，姚开虎 . 肺炎链球菌临床感染疾病谱 [J]. 中华全科医学，2018，16
（9）：1535-1539，1544.

[15] 中华预防医学会，中华预防医学会疫苗与免疫分会 . 肺炎球菌性疾病免疫预
防专家共识（2020 版）[J]. 中国疫苗和免疫，2021，27（1）：1-47.

[16] 王富珍，张伟，汤奋扬，等 . 美国和加拿大免疫实践咨询委员会带状疱疹疫
苗接种指南解读 [J]. 中华医学杂志，2021，05：363-368.

[17] 中国营养学会 . 中国老年人膳食指南（2022 年）[M]. 北京：人民卫生出版
社，2022.

[18] 孙建琴，张美芳 . 社区老年营养与慢性病管理 [M]. 上海：上海科学技术出版
社，2018.

[19] 中国老年 2 型糖尿病防治临床指南编写组，中国老年医学学会老年内分泌代
谢分会，中国老年保健医学研究会老年内分泌与代谢分会，等 . 中国老年 2
型糖尿病防治临床指南（2022 年版）[J]. 中国糖尿病杂志，2022，01：2-51.

[20] 国家老年医学中心，中华医学会老年医学分会，中国老年保健协会糖尿病专
业委员会 . 中国老年糖尿病诊疗指南（2021 年版）[J]. 中华糖尿病杂志，
2021，01：14-46.

[21] 中国高血压防治指南修订委员会，高血压联盟（中国），中华医学会心血管
病学分会，等 . 中国高血压防治指南（2018 年修订版）[J]. 中国心血管杂志，
2019，01：24-56.

[22] 胡大一，刘梅林，郭艺芳 . 老年高血压的诊断与治疗中国专家共识（2017 版）
[J]. 中华内科杂志，2017，11：885-893.

[23] 刘梅林 . 老年高血压诊治进展 [M]. 北京：北京大学医学出版社，2014.

[24] 中国医师协会皮肤科医师分会带状疱疹专家共识工作组，国家皮肤与免疫疾
病临床医学中心 . 中国带状疱疹诊疗专家共识（2022 年版）[J]. 中华皮肤科
杂志，2022，5（12）：1033-1048.

[25] 中国医疗保健国际交流促进会皮肤科分会，中华医学会皮肤性病学分会老年
性皮肤病研究中心 . 带状疱疹疫苗预防接种专家共识 [J]. 中华医学杂志，

2022，102（08）：538-543.

[26] 中华医学会皮肤性病学分会免疫学组，特应性皮炎协作研究中心.中国特应性皮炎诊疗指南（2020 版）[J].中华皮肤科杂志，2020，53（2）：81-88.

[27] 中华医学会皮肤性病学分会荨麻疹研究中心.中国荨麻疹诊疗指南（2018 版）[J].中华皮肤科杂志，2018，52（1）：1-5.

[28] 蔡云飞，吴严，高兴华.中国银屑病患者合并代谢综合征患病率的 Meta 分析[J].临床和实验医学杂志，2016，15（7）：639-642.

[29] 中华医学会皮肤性病学分会银屑病专业委员会.中国银屑病诊疗指南（2018 完整版）[J].中华皮肤科杂志，2019，52（10）：667-710.

[30] 朱学骏，王宝玺，孙建芳，等.皮肤病学 [M].北京：北京大学医学出版社，2011，1463-1481.

[31] 中华医学会皮肤性病学分会光动力治疗研究中心，中国康复医学会皮肤病康复专业委员会，中国医学装备协会皮肤病与皮肤美容分会光医学治疗装备学组.氨基酮戊酸光动力疗法皮肤科临床应用指南（2021 版）[J].中华皮肤科杂志，2021，54（1）：1-9.

[32] 医疗大数据应用技术国家工程实验室（中南大学）皮肤疾病大数据工作委员会，中华医学会皮肤性病学分会皮肤肿瘤研究中心，中国医师协会皮肤科医师分会皮肤肿瘤亚专业委员会.皮肤病流行病学研究专家共识 [J].中华皮肤科杂志，2020，53（12）：951-961.

[33] 何丽，武小青，李江斌，等.日光性角化病研究进展 [J].中国麻风皮肤病杂志，2021，37（1）：60-64.

[34] 中华医学会皮肤性病学分会皮肤肿瘤研究中心，中国医师协会皮肤科医师分会皮肤肿瘤学组.皮肤鳞状细胞癌诊疗专家共识（2021）[J].中华皮肤科杂志，2021，54（8）：653-664.

[35] 中华医学会病理学分会，中华医学会病理学分会皮肤病理学组.黑色素瘤病理诊断临床实践指南（2021 版）[J].中华病理学杂志，2021，50（6）：572-582.

[36] 郭涛，张秀君，石晶，等.乳房外 Paget 病治疗进展 [J].中国麻风皮肤病杂志，2021，37（2）：121-124.

55检